现代著名老中医名著重刊丛书

中国中医研究院 编

第一辑

现代著名老中医名著重刊丛书

岳美中医案集

人民卫生出版社

图书在版编目(CIP)数据

岳美中医案集/中国中医研究院编. —北京:
人民卫生出版社, 2005. 10
(现代著名老中医名著重刊丛书　第一辑)
ISBN 978-7-117-06976-2

Ⅰ. 岳…　Ⅱ. 中…　Ⅲ. 中医内科学-医案-汇编　Ⅳ. R25

中国版本图书馆 CIP 数据核字(2005)第 079989 号

现代著名老中医名著重刊丛书
第 一 辑
岳美中医案集

编　　者: 中国中医研究院
出版发行: 人民卫生出版社(中继线 010-59780011)
地　　址: 北京市朝阳区潘家园南里 19 号
邮　　编: 100021
E - mail: pmph @ pmph. com
购书热线: 010-59787592　010-59787584　010-65264830
印　　刷: 河北博文科技印务有限公司
经　　销: 新华书店
开　　本: 850 × 1168　1/32　印张: 5. 375
字　　数: 113 千字
版　　次: 2005 年 10 月第 1 版　2025 年 6 月第 1 版第 22 次印刷
标准书号: ISBN 978-7-117-06976-2/R · 6977
定　　价: 11. 00 元

出版说明

秦伯未、施今墨、蒲辅周等著名医家，既熟通旧学，又勤修新知；既提倡继承传统中医，又不排斥西医诊疗技术的应用，在中医学发展过程中起到了承前启后的作用。这批著作均成于他们的垂暮之年，有的甚至撰写于病榻之前，无论是亲自撰述，还是口传身授，或是其弟子整理，都集中反映了他们毕生所学和临床经验之精华，诸位名老中医不吝秘术、广求传播，所秉承的正是力求为民除瘼的一片赤诚之心。诸位先贤治学严谨，厚积薄发，所述医案，辨证明晰，治必效验，不仅具有很强的临床实用性，其中也不乏具有创造性的建树；医话著作则娓娓道来，深入浅出，是学习中医的难得佳作，为近世不可多得的传世之作。

由于原版书出版的时间已久，已很难见到，部分著作甚至已成为学习中医者的收藏珍品，为促进中医临床和中医学术水平的提高，我社决定将一批名医名著编为《现代著名老中医名著重刊丛书》分批出版，以飨读者。其中“第一辑”收录13种名著：

《中医临证备要》　　《施今墨临床经验集》

《蒲辅周医案》　　《蒲辅周医疗经验》

《岳美中论医集》　　《岳美中医案集》

《郭士魁临床经验选集——杂病证治》

《钱伯煊妇科医案》　　　　《朱小南妇科经验选》
《赵心波儿科临床经验选编》《赵锡武医疗经验》
《朱仁康临床经验集——皮肤外科》
《张赞臣临床经验选编》

这批名著原于20世纪60年代前后至80年代初在我社出版，自发行以来一直受到读者的广泛欢迎，其中多数品种的发行量都达到了数十万册，在中医界产生了很大的影响，对提高中医临床水平和中医事业的发展起到了极大的推动作用。

为使读者能够原汁原味地阅读名老中医原著，我们在重刊时采取尽可能保持原书原貌的原则，主要修改了原著中疏漏的少量印制错误，规范了文字用法和体例层次，在版式上则按照现在读者的阅读习惯予以编排。此外，为不影响原书内容的准确性，避免因换算造成的人为错误，部分旧制的药名、病名、医学术语、计量单位、现已淘汰的检测项目与方法等均未改动，保留了原貌。对于犀角、虎骨等现已禁止使用的药品，本次重刊也未予改动，希冀读者在临证时使用相应的代用品。

人民卫生出版社

2005年7月

前　言

毛主席指出："中国医药学是一个伟大的宝库，应当努力发掘，加以提高"。敬爱的周恩来总理在中医研究院建院时曾亲笔题词："发扬祖国医药遗产，为社会主义建设服务"。周总理还多次指示要认真做好老中医经验的继承整理工作，使老中医的宝贵临床经验更好地得到推广，为广大工农兵防病治病服务，为创造中国统一的新医学新药学作出贡献。对我们鼓舞极大。

岳美中同志，中国共产党党员，今年已七十六岁了，从事医疗工作几十年，有一定的理论造诣，临床经验也很丰富，善于运用我国医学辨证论治法则，在治疗内科领域的急性病和慢性疾病方面取得了显著的疗效。解放以来，在党的领导下，岳美中同志坚持认真学习马列主义和毛主席著作，满腔热情地把几十年的临床经验贡献出来，为社会主义革命和社会主义建设服务。

岳美中同志的学术经验目前已整理出两集，一为《岳美中论医集》，一为《岳美中医案集》。前者主要包括对中医辨证论治理论体系及常见病辨证论治和用药规律的论述；后者主要为临床医案记录。《岳美中论医集》由我院西苑医院曾跟随岳美中同志学习过的陈可冀、时振声、李祥国等同志协助整理。《岳美中医案集》由陈可冀、时振声、李祥国、王占玺等同志协助整理。

由于我们水平有限，整理过程中难免有缺点错误，诚恳希望大家批评指正，以便进一步做好老中医经验的继承整理工作。

中医研究院
1976年11月

目　录

清热化湿为主治疗尿路结石并左肾功能消失 ………… 1
猪苓汤、石韦散治疗输尿管结石 ……………………………… 5
清热利湿强肾法治疗输尿管结石 ……………………………… 7
用温热药治疗输尿管结石……………………………………… 10
重用通淋利水药治肾结石……………………………………… 12
猪苓汤、内托生肌汤治疗慢性肾盂肾炎……………………… 14
猪苓汤治疗慢性肾盂肾炎……………………………………… 18
济生肾气丸治疗慢性肾盂肾炎………………………………… 19
麻黄连轺赤小豆汤治湿疹内陷慢性肾炎……………………… 21
调和脾胃方剂治疗肾炎脾湿不化水肿………………………… 22
温化肾阳法治疗慢性肾炎肾变期水肿………………………… 23
防己黄芪汤治慢性肾炎“风水” ……………………………… 25
芡实合剂为主治疗慢性肾炎脾肾俱虚型蛋白尿……………… 26
慢性肾炎后期的黄芪粥治疗…………………………………… 29
玉米须及其用于治小儿慢性肾炎……………………………… 31
真武汤和六君子汤加减治疗尿毒症…………………………… 33
温胆汤加减治疗急性尿毒症…………………………………… 36
补中益气汤治疗脾虚气陷长期尿血…………………………… 37
肾病阳虚的辨证论治例………………………………………… 40
厚朴生姜半夏甘草人参汤治腹胀……………………………… 42
当归芍药散治腹痛……………………………………………… 43

生姜泻心汤治干噫食臭腹中雷鸣…… 44
痛泻要方治风泄…… 45
甘草泻心汤治中焦气虚大便燥结证…… 46
小陷胸汤、甘草泻心汤治胃窦炎胃脘痛…… 47
资生丸治疗脾虚证…… 48
桂枝加桂、理中加肉桂吴萸治奔豚气…… 50
耆婆万病丸治小腹彭亨症…… 51
大柴胡汤加味治慢性胆囊炎…… 54
辨证治疗急性肝炎…… 54
泻心汤治疗肝炎腹胀…… 57
通阳淡渗法治疗肝炎湿滞…… 59
大柴胡汤合小陷胸汤治黄疸痞满…… 61
辨证治疗脾胃阳虚型慢性肝炎…… 62
圣愈汤补养法治肝血虚型慢性肝炎…… 64
加味抑肝散治疗慢性肝炎…… 66
真武汤治浮肿…… 67
炙甘草汤治心动悸脉结代…… 68
加味冠通汤治胸痹…… 71
凉肝法治疗高血压眩晕…… 72
丹栀逍遥汤为主治疗高血压脑病…… 73
补虚祛风法治疗眩晕症…… 75
柴胡加龙骨牡蛎汤治疗顽固性癫痫病…… 77
祛风散热法治疗头痛…… 81
丹栀逍遥散治经期头痛…… 82
辨证治疗周围神经炎…… 82
桂枝芍药知母汤治痹证…… 86
先祛邪后扶正治疗痹证…… 88
三痹汤治偏枯…… 91

补卫和营法治产后血痹…………………………………… 92
补肾温经法治疗骨质疏松症的“骨痹” …………………… 94
滋养肾肝法治疗颤抖证…………………………………… 97
甘麦大枣汤治脏躁证……………………………………… 99
温胆汤治不寐证 ………………………………………… 100
四君子汤加山药治低烧 ………………………………… 101
都气丸加柴芍桂治低烧 ………………………………… 102
滋阴活血法治阴虚夹瘀血低烧 ………………………… 103
白虎汤治温热证 ………………………………………… 105
芳化淡渗法治疗湿温证 ………………………………… 108
止咳汤治气管炎 ………………………………………… 110
利肺汤治咳嗽咯痰不爽 ………………………………… 111
宣肺化痰平喘法治慢性气管炎咳喘 …………………… 111
苏子降气汤治疗慢性气管炎 …………………………… 112
河车大造丸培补治咳喘宿疾 …………………………… 115
延年半夏汤治疗支气管喘息 …………………………… 116
千金苇茎汤治肺痈 ……………………………………… 117
肺脾同治治疗空洞型肺结核 …………………………… 119
清心开窍法治疗乙脑“暑痉” ………………………… 121
养血祛风清络法治疗乙脑“暑温陷入血分” ………… 124
葛根芩连汤治乙脑“挟热下利” ……………………… 125
豁痰开窍法治疗乙脑“热深厥深” …………………… 126
安脑丸治疗流行性乙型脑炎 …………………………… 129
疟疾的不同治例 ………………………………………… 133
五味消毒饮治疗败血症 ………………………………… 134
复元活血汤治疗跌仆瘀血证 …………………………… 135
生水蛭生山药末治瘀血成积证 ………………………… 137
通阳和营法治肢端动脉痉挛病 ………………………… 138

当归四逆汤治冻伤 …… 140
从“痰核”论治多发性脂肪瘤及慢性淋巴结炎 …… 141
人参败毒散治惯生疮疖 …… 144
清热祛湿法治疗慢性湿疹 …… 146
玉屏风散治疗表虚自汗证 …… 148
桂枝龙骨牡蛎汤治项部汗自出症 …… 150
一味茯苓饮治发秃 …… 151
回阳救厥法治疗鼻衄 …… 152
燥湿化痰法治疗咬牙症 …… 153
妇宝胜金丹治不育症 …… 154
大灸疗法治疗虚弱证 …… 155

清热化湿为主治疗尿路结石并左肾功能消失

1962 年初，我们中西医紧密结合，对患者某，男性，61 岁，尿路结石，做了比较长期的诊治，取得较好效果。

患者“石淋”频发，1958 年曾排出过结石，1961 年又排出小结石 9 块；同年 10 月肾造影检查，左肾功能消失，疑仍有结石存在，不显影。主张摘除左肾，患者不同意，要求中医治疗。

1962 年 1 月 26 日中医诊察：脉象左寸弱，关大，尺重按不足；右寸力小，尺浮大，重按空豁；舌苔白腻。自诉：左下腹常有时隐时现的轻度不适感，晚喜敞户而睡，腰以下不欲覆衣被，饮食嗜辛辣，体格虽丰硕，因年来事务日繁，并多内宠，常赖药物维持精力。

根据脉象舌苔及患者生活习惯，证系高年命火偏亢，耗损真阴，并蕴有湿热，致使下焦熬炼结石，肾功能消失。先宜清热化湿，以扫除积滞。处方：

金钱草 60 克　海金沙 15 克　六一散 18 克（包煎）　冬葵子 15 克

2 月 8 日，二诊：服药后小便畅多，左下腹不适见轻，舌苔白腻见化，两脉视前为数，右尺仍大于左，感觉疲倦。前方加入补肾之品。

金钱草 120 克　冬葵子 15 克　六一散 24 克（包煎）　杜仲 9 克　川牛膝 9 克

2 月 15 日，三诊：疲倦稍好，小便畅多，左下腹仍有隐约不适感，舌苔薄白，左脉视前有力，右脉亦趋缓和。原方加入滋阴之味以平亢阳，并杜绝长服分利药物之弊。处方：

金钱草 120 克　六一散 24 克（包煎）　冬葵子 15 克　杜仲 9 克　川牛膝 9 克　车前子 12 克　大生地 12 克　麦门冬 12 克

2 月 24 日，四诊：左下腹不适一度转为疼痛，左下腰部有痛感，旋即消失，小便畅多，3 天前左脉转大带弦；刻诊左下腹又转为不适，左脉弦象已不明显，舌苔根部略腻，舌前半部有薄黄苔，精神情绪均好。意目前脉象及下腹疼痛，可能是结石下移之朕兆。前方加味并增重其量再进。

金钱草 150 克　海金沙 30 克　滑石 30 克　川牛膝 9 克　杜仲 9 克　车前子 9 克　瞿麦 9 克　萹蓄 9 克　大生地 15 克　南沙参 12 克　甘草梢 3 克

3 月 3 日，五诊：上方 3 剂后，小便内一度有沙粒呈现，约 7～8 颗，如蚕矢般大，贮便器内之小便尚有极细小泥沙样沉淀。左下腹不适并未因此消失，精神形色俱佳，左尺脉已现有力，舌中根部苔浊尚未全清。前方消息进治。

金钱草 180 克　海金沙 45 克　滑石 30 克　川牛膝 9 克　川杜仲 9 克　车前子 12 克　南沙参 18 克　石韦 9 克　甘草梢 3 克

3 月 7 日，六诊：服药后未见有沙粒出现，小便畅多。因事繁忙，精神略感疲乏，两脉未有变化，胃纳尚佳。前方略减药力再进。

金钱草 180 克　海金沙 45 克　滑石 18 克　甘草梢 3 克　杜仲 9 克　车前子 24 克　石韦 9 克　南沙参 18 克

3 月 10 日，七诊：昨起感冒，稍有鼻塞，咳嗽，站立过久左下腹仍感不适，小便畅多，胃纳尚佳，睡眠好，惟两脉略呈数大。前方去沙参再进。

3 月 20 日，八诊：旬日来小便畅多，有时夜尿 3～4 次，左下腹不适已消失。3 日来左手背旧风湿痛又起，手指活动稍受影响，自觉身热，稍有咳嗽，舌苔薄白，两脉数。用西药与针刺调理身热兼风湿痛，中药仍宗前方加减治之。

金钱草 180 克　海金沙 45 克　块滑石 18 克　甘草梢 3 克　川牛膝 9 克　川杜仲 9 克　大生地 15 克　洗石韦 9 克　车前子 24 克

3 月 22 日，九诊：身热已退，咳嗽亦减，左手背风湿痛未全愈，手指活动已能自如，小便畅多，左下腹又复不适，两脉数象已去，舌苔中部略白腻，夜睡仍须敞户，下肢不盖衣被。前方平安，拟向前迈进一步。

金钱草 210 克　海金沙 30 克　块滑石 12 克　甘草梢 3 克　小木通 3 克　车前子 12 克　瞿麦 9 克　萹蓄 9 克　石韦 9 克　川楝子 9 克　川牛膝 9 克　川杜仲 9 克　王不留行 9 克　大生地 15 克　沉香 1.5 克（为末冲服）（今按：肾功能不全之患者，应禁用木通）

3 月 29 日，十诊：小便畅多，左下腹不适消失，惟会议频繁，睡眠时间减少，精神略呈倦怠。据述上方第 3 剂后，性功能减弱，恐系久服苦寒直折盛阳所致。刻两脉缓和，右尺仍大于左，肝胃两部脉略旺。前方减去苦寒之味。对阳事痿弱，不敢加入燥热兴奋之品，仅入当归以振衰起痿，免致助虚阳过亢。

金钱草 210 克　海金沙 30 克　块滑石 12 克　甘草梢 3 克　杜仲 12 克　川牛膝 12 克　石韦 9 克　车前子 12 克　萹

蓄9克　木香3克　全当归9克　王不留行9克　大生地15克

4月6日，十一诊：近4日来左下腹有疼痛下坠感，脐左部同时亦疼痛1次，以服药后1小时较重，均不剧，可忍受，持续约数分钟，以后逐渐缓解，小便畅多，精力充沛，性功能已恢复正常，两脉缓和协调，左尺亦渐有力，舌苔薄白，胃纳睡眠均佳。前方再增益其量。

金钱草210克　海金沙30克　块滑石12克　甘草梢3克　川杜仲18克　川牛膝12克　洗石韦9克　车前子12克　萹蓄9克　广木香4.5克　全当归12克　王不留行12克　大生地15克

4月12日，十二诊：上方服后颇适，左下腹疼痛仍于药后约1小时出现，持续数分钟，有下坠感，尿畅多，精神健旺，眠食均佳。下坠感，尿畅多，可能是结石下移之征。前方再扩大续进。

金钱草210克　海金沙30克　块滑石12克　甘草梢3克　杜仲18克　川牛膝9克　石韦9克　车前子12克　汉防己9克　木香4.5克　归尾15克　王不留行12克　制军4.5克　生地15克

4月16日，十三诊：3日前曾因多食油腻致作恶便泻，服西药即愈。刻间尿畅量多，左下腹痛仍于药后出现，精神佳，舌苔薄白，两脉缓和。拟分利通达为法。

金钱草210克　海金沙30克　块滑石12克　甘草梢3克　杜牛膝9克　石韦9克　车前子12克　汉防己9克　木香4.5克　归尾15克　王不留行12克　制军3克　生蒲黄6克　玄明粉3克（后下）　大生地15克

4月25日，十四诊：小便畅多，左下腹疼痛时间较前延长，服药1小时后痛感开始，少刻即停，旋即又起，如是反复约3～5次，大便溏薄，精力旺盛，眠食均佳，两脉缓和，左尺有力，右尺仍浮大，舌苔薄白。处方略予增损。

金钱草150克　海金沙30克　滑石12克　甘草梢3克　怀牛膝9克　杜仲18克　石韦9克　汉防己9克　木香4.5克　归尾15克　制军3克　王不留行12克　生蒲黄6克　玄明粉3克　小青皮3克　大生地15克

5月1日，十五诊：3日前因腹泻未服药。腹泻每日3～4次，现在已痊，小便持续畅多，左下腹仍不时有疼痛下坠之感，两脉缓和，舌苔薄白。不日将做肾造影摄片，以测验治疗之效果如何，暂停用药。

总结此次治疗，共进行了91天，服药91剂（方中共用金钱草15000余克），配合针刺治疗24次。

5月4日早9时做肾造影，左肾功能基本恢复，病人非常高兴，谓是“社会主义中国中医学的奇迹”。但结石未见排出，因拟长期用方陆续服之。

金钱草60克　川杜仲9克　大生地9克　川当归9克　块滑石9克　木香3克

上方持续服至9月间，排出如花生米大结石1颗（X线摄片结石未曾显影）。

猪苓汤、石韦散治疗输尿管结石

砂、石淋病，为“尿中之砂”。《医宗必读》谓：“如汤瓶久在火中，底结白碱也。”此虽取类比象之说，但从临床观察，认为其内有湿热留滞，固不可移，所以多数患者有小便短赤，尿道炽热症状。若湿热灼伤脉络，则尿血；蒸于肾之外府，则腰痛。因而可用清热利湿法治疗砂、石淋病，亦即现代医学中之泌尿系统结石，结石可望排出，而获得痊愈。

例一　施某，男性，53岁，印尼华侨。

1962年4月16日初诊，患者述：两个月前，开始右侧腰痛，尿血，经某医院X线摄片检查发现，右侧输尿管相当于第3腰椎之下缘处，有约0.8厘米×0.5厘米之结石阴影，同年3月，又进行泌尿系统静脉造影，结石下移至骨盆腔，估计距离输尿管口约5厘米，因来求诊。疏以猪苓汤治之。

外方：猪苓9克　茯苓9克　泽泻12克　滑石18克　阿胶9克　水煎服。

5月2日二诊：前方服14剂，小便血止，尿转短赤，仍腰痛。一周前，腹部平片检查，结石位置未动，因改服下方：

金钱草60克　滑石15克　石韦12克　冬葵子9克　海金沙12克　车前子12克　泽泻12克　茯苓9克　水煎服。

上方服近20剂，结石排出，诸症消失而痊愈。

例二　阿某，男性，40岁，印尼人。

1962年4月初诊，述腰痛，尿常规检查，经常有多数红白细胞，经泌尿系统静脉造影及腹部平片等多次检查证实，为右侧输尿管第2、第3狭窄部之间有结石1块。据此处方：

金钱草60克　木通9克　车前子12克　瞿麦9克　滑石15克　冬葵子9克　茯苓12克　海金沙9克　甘草梢9克　石韦9克　水煎服。

上方服10余剂，结石排出，诸症霍然，X线摄片检查，结石阴影消失。自此后，未再有不适感。

例三 余某，男性，50岁，干部。

曾因腰痛住入某医院，该院摄片检查，左侧输尿管有约0.3厘米×0.4厘米之结石阴影数个。1962年6月初诊，疏方于下：

石韦9克 木通6克 车前子12克 瞿麦9克 滑石12克 茯苓12克 甘草梢9克 冬葵子9克 金钱草30克 泽泻12克 水煎服。

服药至28剂，小便时随之排出结石5块，大者如黄豆，小者如粳米。后检查，结石阴影消失，诸症亦未再现。

按：对于泌尿系统结石属于下焦湿热者，常用石韦散、八正散、猪苓汤等方剂，虽均主在清利，但其用法各不相同。如湿热蕴蓄膀胱不甚，出现小便短赤，尿道灼热者，以石韦散为宜；若湿热较甚，不仅小便短赤或不通，大便亦秘者，当用八正散兼泻二阴；若湿热踞于下焦，灼伤阴络，尿血者，苦寒清利之品非所宜，若勉为其用，必更损阴液。此时应以猪苓汤治之。二苓甘平，泽泻、滑石甘寒，清利湿热而不伤阴，阿胶养血止血，而不碍清利。因此，例二、例三湿热不盛，均以石韦散加减取效。而例一始则用猪苓汤，迨血止阴复，而后再用石韦散加减收功。方剂必须辨证选用，恰如其分，方能奏效。

清热利湿强肾法治疗输尿管结石

刘某，男性，40岁，病历号100216。

1953年患腹泻，不久泻止。此后，腹常胀痛，久治未愈。1960年5月，腹痛增剧，尿血。经北京某医院摄片，诊断为输尿管结石（结石大小为0.5厘米×0.6厘米，离肾约6.6厘米，在第2狭窄部上缘）。住院两月，经服中药50余剂，腹胀痛减轻出院。旋来中医研究院附属医院治疗，先后服药80余剂，未获显效。出院时，我为拟一处方，嘱回家治疗。该方组成为：

金钱草60克　车前子12克　瞿麦、川杜仲、海金沙、川牛膝、王不留行、建泽泻、当归尾、肉苁蓉、冬葵子、滑石粉、石韦各9克　甘草梢6克

患者于10月29日在沛县华佗医院开始服用上述处方，并练气功、太极拳及行针刺等辅助治疗。

11月6日，感觉左下腹疼痛约1小时许，并觉口渴，烦躁，欲呕，尿血，脉弦微数，体温36.8℃。8日照片，结石下移4厘米。查尿：上皮细胞（+）、脓细胞（+）、红细胞（++）、草酸钙（+）。经服上方35剂，诸症同前，继经该院医师加重冬葵子、海金沙、建泽泻、滑石粉、石韦等量各至12克，并加木通、萹蓄各9克，山栀子、赤茯苓各12克。一周后，腹痛下移，摄片检查，结石又下移2厘米。继服20余剂后，因症无变化，复加鱼脑石、血余炭、鹿角霜各12克。服至20余剂，左下腹又感疼痛，尿血。摄片结果，结石又下移4厘米。通过联系后，于1961年2月19日改予处方如下：

金钱草150克　冬葵子、滑石各18克　赤茯苓15克　王不留行、川牛膝、海金沙、石韦各12克　猪茯苓9克　车前子240克（布包煎）

上方煎服10余剂后，3月6日，少腹剧痛，小便

频而难出，茎中胀痛。即令患者饮大量开水，跳跃。1小时之后，经一阵剧痛，结石遂应尿而出。结石色黄褐，呈不规则锯齿状，以手触之，裂成两块，其大小各约0.2厘米×0.3厘米。

此后，仍有针刺样腹痛，历三日始消失。尿检查逐渐转为正常，但腹胀如前，因知腹胀与结石无关。最后以六味地黄汤加枸杞子、川杜仲、金毛狗脊，服10余剂以滋养肾脏。

按：凡一般输尿管和膀胱结石，其体积在尿道中有通过之可能者，均有可能予服中药以排出。至于服中药是否能把结石破碎或化解，在临床上尚需累积经验。

在中药方剂的选择和组合方面，应当“专方专药”与“辨证论治”相结合。如八正散、猪苓汤，金钱草、石韦、海金沙等，均为有效之方药。但若下焦阳虚，则宜加入巴戟天、肉桂、当归、肉苁蓉、附子等；若下焦阴虚，则宜益以生地黄、知母、黄柏、沙参、玄参、麦门冬、怀山药等；若腰疼，则宜配以川杜仲、川牛膝、桑寄生、甘枸杞等；若小便艰涩，则宜伍以车前子、建泽泻、云茯苓、木通等；若有瘀血，则宜辅以王不留行、杜牛膝、当归尾、茜草根、赤芍药、制大黄、鸡内金、桃仁、丹皮等。随证参伍，方能收到良好效验。

结合针灸、太极拳、气功、热浴等综合疗法，对结石亦有作用；病人如能坚持服药，多饮水，常运动等，对结石下移与排出也会有所帮助。

当结石排出后，仍应常服些利湿之剂，以防复发。饮食方面如酒类、辛辣物、厚味等，能助长湿热，均宜忌之。

用温热药治疗输尿管结石

马某，男性，44 岁，病历号 53717。

因患右眼视网膜广泛剥离症，曾数次住院。1963 年 5 月，在某医院住院期间，突然发生右侧腰痛，呕吐。尿常规检查，有多数红细胞，当时认为泌尿系感染，采取一般治疗而缓解，此后，腰疼经常发作，痛时尿少而频，尿中红细胞逐次增多，直至形成肉眼血尿。因此，于 1964 年 9 月 2 日该院放射科作泌尿系统静脉造影及腹部平片，发现右侧输尿管第 2、第 3 狭窄部之间，有 0.6 厘米 ×0.4 厘米及 0.1 厘米 ×0.3 厘米之结石两块，成竖列，已引起肾盂积水。数日后，又摄片，发现积水逐渐发展，结石未移动。

1964 年 10 月 8 日初诊。患者述近日腰无剧痛，小便有频数意，但尿量不多，色黄，食欲不振，大便正常。望其形躯硕大，气色尚佳，舌苔白腻。切其脉虚，两尺短，虚短皆为不足之证，而尺短尤为肾气不足。腰为肾之府，肾虚故腰痛，肾气虚，不能化气行水，故肾部积水而小便不利。小便短而黄，是下焦有虚热之象。此与《诸病源候论》谓砂石淋为肾虚而膀胱热者正合。

当时，患者眼疾正盛，视物模糊不清。《灵枢 · 大惑论》云:“五脏六腑之精气，皆上注于目而为之精。精之窠为眼，骨之精为瞳子”。眼与肾之关系至为密切。若置其不顾而专攻结石，恐为眼疾害。故当时未予处方，建议先请中医眼科诊治，视其治疗趋向，而决定结石之用药。

10 月 10 日：中医眼科会诊，予疏香砂六君子汤，足知温补之剂与眼疾不背。乃为疏济生肾气丸作汤用，温补肾阳，加清利药以祛膀胱湿热。

处方：砂熟地 9 克　怀山药 9 克　山萸肉 9 克　粉丹皮 9 克　云茯苓 12 克　建泽泻 12 克　怀牛膝 12 克　车前子(布包) 12 克　炮附子 4.5 克　紫油桂 4.5 克　金钱草 30 克　生薏苡 12 克　水煎服，日 1 剂。

12 月 21 日：上方连续服 50 余剂，服至 30 余剂复查，X 线腹部平片，与以往照片对比，结石下移 1.5 厘米。腰痛减轻，小便仍黄，溲时尿道有刺激感。脉沉细。但腰未剧痛，为肾气渐复之象，复则有力鼓动结石下移。然脉沉而细，肾阳尚属不足，乃于前方增加强温肾阳之品。因小便仍黄，清热利湿之药不减，更加重金钱草为 120 克。

处方：砂熟地 9 克　怀山药 9 克　山萸肉 9 克　粉丹皮 9 克　云茯苓 12 克　建泽泻 12 克　怀牛膝 12 克　车前子(布包) 12 克　金钱草 90 克　生薏苡 12 克　炮附子 4.5 克　紫油桂 4.5 克　鹿角胶 9 克　巴戟肉 6 克　淫羊藿 9 克　水煎服，日 1 剂。

1 月 23 日、2 月 9 日两次 X 线拍片，均未见结石存在。然而小便中始终未见结石排出。可能为结石分解成细砂排出，故不易被人发现。

考其病史，患阳痿 2 年余。张景岳谓阳痿者，火衰十居七八，更证实接治之初，诊断为肾阳虚之不误。顷切其脉，已见有力，结石既去，湿热已除，停服汤剂，以丸药缓缓图治阳痿。

桂附地黄丸，早晚各服 9 克，白开水饭前送下，坚持常服。

鹿茸9克　蛤蚧尾9克　研为细末，临睡服0.3克，白开水送。

按：一般治疗尿结石症，都采用八正散、石韦散加减成方，以利湿清热，促进结石之排出，很少有用金匮肾气丸加味以施治者。古籍中虽有所提出，但未见治验之纪录。此案根据脉象并结合眼科以温补治目疾的措施，径用桂、附、巴戟天、淫羊藿等温热之品，以温阳强肾，收到结石化解消于无形的成效。

重用通淋利水药治肾结石

张某，男性，56岁，病历号：113419。

患者于1962年7月间，因患不典型阑尾炎，在手术前作X线摄片，发现相当于左肾区有0.6厘米×0.4厘米边缘整齐、界线清晰的椭圆形结石阴影。经静脉肾盂造影，确诊为左肾结石。阑尾手术后约1个月，又患肾盂炎，治疗后肾盂炎症状基本消失，但显微镜检查血尿阳性持续达8个月之久。不过患者从无绞痛、尿急、尿频或尿闭等临床表现。于1963年5月3日开始服用中药治疗结石。同年10月8日晚12时，首次发生典型肾绞痛。经X线摄片检查，发现结石裂解为3块，并先后下降；在1964年2月9日全部排出体外。自服中药到结石排出，历时9个月零6天。治疗经过如下。

1963年5月3日：溲黄且混浊，尿道偶有刺痛，左侧腰酸并有牵痛感，呈持续性，右手尺脉浮大，舌净无苔。予通淋利水，强肾止痛。

金钱草30克　冬葵子12克　滑石粉12克（包）　车前

子12克（包） 川牛膝9克 云茯苓9克 甘草梢3克 阿胶12克（烊冲） 川杜仲9克 川断肉9克 枸杞子9克 桑寄生9克

11月3日：上方每天服1剂，腰酸、疼痛等症状有所减轻；于10月8日晚12时首次发生左腰阵发性绞痛，持续1小时自止；9日，绞痛又作，并逐渐加剧，出现血尿（肉眼可见），每次绞痛持续1～30分钟；至14日，症状始逐渐减退。此后，曾作尿常规检查16次，白细胞1～3/高倍视野，红细胞1～2/高倍视野。绞痛时曾加吗啡、阿托品止痛，于10月10日X线摄片，发现结石裂解成3块，并行排列，降至上端输尿管内，与第3腰椎横突（左）重叠，边缘不清。10月25日，发现左肾区内又显0.4厘米×0.4厘米边缘清楚整齐的结石阴影，而另两块结石阴影已降至左坐骨结节上方0.9厘米之输尿管第3狭窄部。加大通淋渗湿之剂，以图利导。

金钱草60克 海金沙12克 乳香9克 石韦12克 滑石粉24克（包） 防己9克 冬葵子12克 王不留行12克（炒、打） 牛膝12克

12月12日：上方服后，结石位置无变化。再予加重通淋利水药的用量。

金钱草90克 滑石粉24克（包） 冬葵子12克 海金沙12克 防己9克 紫贝齿15克（打） 石韦12克 王不留行12克（炒、打） 乳香9克 牛膝12克 川杜仲9克 肉苁蓉12克

上方服后，肾区的结石阴影降至左坐骨结节之上方，与前两块结石阴影并排，边缘清楚整齐。继续服药至1964年2月9日，结石排出体外，共3块，褐色，

各呈楔形，拼合恰成一体，大小约0.7厘米×0.5厘米×0.4厘米。经切片，发现3块结石自成核心，主要成分为草酸盐。

按：一般认为，肾结石直径大于0.5厘米者，即难自行排出，内科疗法一般不够满意。

中药治疗结石（石淋）的原则，是利水通淋。据古代文献记载，主要用八正散、石韦散二方及单味药金钱草。我们治疗结石症除继承传统治法外，常选用强肾之药以图“扶正达邪”，如杜仲、续断、苁蓉、桑寄生等；此外，在结石进入输尿管后，则加重利水通淋之力，以图因势利导。本例结石在1963年10月25日到12月12日，停滞于第3狭窄部；经两度加重利水通淋之药量，又经2个月之久，方得排出。

对本例的治疗中体会到：①中药治疗对于腰酸、疼痛等一般症状的改善有明显效果。②当结石形态较完整，体积不过大（如直径在0.5厘米上下），且位于肾盂肾盏者，中药治疗取得效果的机会较多；对有自行排出之可能者，中药治疗能加速其排出过程。③坚持长期服药，是取得效果的重要一环。④本例结石先为一复合体，服中药后裂成3块，似可说明中药对于草酸盐复合结石，有松解其间粘合之作用。

猪苓汤、内托生肌汤治疗慢性肾盂肾炎

慢性肾盂肾炎是慢性泌尿系感染中常见的一种疾病。我们在临床上初步观察了中药治疗本病的效果，感

到有意义的是有些病人在没有应用抗生素的情况下，单纯内服中药，一般症状有不同程度的减轻或好转；对于尿频、蛋白尿及脓尿方面，也收到一定效果；其中有些患者可以不再出现细菌尿，有进一步探讨和观察的价值。

慢性肾盂肾炎在中医学中大部分属于“劳淋”范畴，一部分则属于“血淋”或“膏淋”。这些病人多表现易倦，面色不华，肌肤不润，腰酸腰痛，夜尿频繁等虚弱症状，呈慢性经过，多属气血不足之征。有些患者有不同程度的蛋白尿或间歇脓尿，甚至合并慢性膀胱炎而有尿血，排尿不适，脉滑数，舌淡，则为水道有瘀血或湿热之征。我们对本病的治疗原则是清浊、利湿、泻热、行滞、活血与补虚。常用的方剂为：

一、猪苓汤、八正散、地黄汤及左归饮的加减（药略）。

二、内托生肌汤：黄芪、乳香、没药、杭芍、丹参、甘草。

这些方剂，根据临床见症的不同，单独使用或合方应用，但皆以清补兼施为主，初起多用清热利湿药，后期病情稳定则偏于调补。

常用的加减法为：疲乏无力，重用参、芪；溲频而浑加茅根、通草、车前子；腰酸腰痛加牛膝、续断、当归、首乌、巴戟肉、龟甲胶或鹿角胶；面肿腿肿加薏米、防己、冬瓜皮；蛋白尿、脓尿及血尿加生地炭、茜草、黄柏、海螵蛸、阿胶或重用天花粉；头痛加枸杞、菊花；纳呆脘胀加萸炒连、砂仁、菖蒲、陈皮、枳壳；并发尿毒症，用独参汤、外台茯苓饮、真武汤等。

病例举例 郑某，女性，30 岁，干部，1960 年 12

月10日来中医研究院门诊治疗。患者于1957年3月间出现不明原因的尿频症状，每昼夜约13～14次，尿道烧灼痛，尿后且有数滴鲜血，当时诊断为急性膀胱炎。虽经治疗，但嗣后每年均有同样的急性发病2次；1960年2月间发作更重，除尿血、尿频、尿痛外，并有发热、脸肿及腰痛症状，尿培养大肠杆菌阳性，诊断为“肾盂肾炎”。经用中西药治疗后虽有好转，但尿频、尿痛、腰痛及脸肿仍不时出现，有时更有头痛与失眠。此外，患者于1958年因子宫肌瘤作子宫部分切除术，术后月经尚调，但左下腹有时绵绵作痛。体检：脉滑数，舌淡无苔，面色略发晦，血压108/68毫米汞柱，心肺正常，肝脾未触及，双肾亦未触得，膀胱位无明显压痛。尿培养大肠杆菌阳性，尿常规有痕迹蛋白，白细胞偶见，诊断为慢性泌尿系感染（肾盂肾炎及膀胱炎）。中医诊为劳淋，用清补兼施法治疗。处方：

干地黄12克　生黄芪12克　车前子12克　牛膝9克　菊花9克　茯苓9克　泽泻9克　猪苓9克　枸杞12克　陈皮4.5克　甘草9克

上方加减服月余，尿频症状明显减轻。1961年1月13日作膀胱镜及输尿管插管检查，膀胱尿所见稍浑，膀胱黏膜充血，右侧输尿管口肿胀，引流较差，分别检查所得之两侧肾盂尿，各有红细胞20⁺/高倍视野，偶见白细胞及上皮细胞。酚红排泄试验，右侧出现时间为5～7分钟（浓度+→+++），左侧则为2分钟（浓度+→++++），分别作普通培养皆无细菌生长。当时尿频、尿痛虽减，但左下腹仍有时绵绵作痛。系有瘀滞之征，遂以当归芍药散合桂枝茯苓丸作汤以疏和气血，进退服10余剂后，腹痛解，但仍感倦怠，腰痛，溲黄，脉滑数。处方：内托生肌散加味，补虚消瘀，利湿清热，方为：

生黄芪12克　丹参9克　天花粉18克　乳香9克　没药9克　生杭芍12克　滑石12克　木通3克　栀子3克　生甘草9克

上方进退服半年，尿频、尿痛相继基本消失，尿检常规正常、尿培养亦无细菌生长。后以纳呆体倦用香砂养胃丸等缓调，患者迄今一年除有时感冒腰痛外，未有急性再发，病情稳定。1962 年 9 月尿培养仍无细菌生长，酚红排泄试验 1 小时 55%，血非蛋白氮 38.7 毫克%，现正在善后调理中。

此外，在我们所治疗的病例中，还观察到一例多次尿沉渣检查有满视野红、白细胞及满视野的脓球患者，单纯用内托生肌汤与左归丸治疗后，尿常规转为正常，迄今 10 个月未见再发。另有一例慢性肾盂肾炎尿毒症患者，用真武汤加减治疗后，尿毒症解除，尿内病理成分减少。这些事实说明中药治疗慢性肾盂肾炎可以改善症状，改善肾功能，甚至可消除菌尿，趋向于治愈。至于中药治疗本病的疗效机理如何，还有待今后探索。但是，我们体会到，既然疾病是由致病因素（病邪）和机体（正气）相互作用而产生的，可见虽然没有应用所谓病因治疗的抗生素等药物（实际上用抗生素的也有不少未能控制感染），然而由于应用了清补兼施的治疗方法，既祛邪又扶正，注意发病学的治疗，可能因此而逐步扶植了正气，加强了机体的抵抗力和防御功能，使得疾病表现为另一时相性的经过，如潜伏、好转，甚而复原；其次，清补兼施中的清法，包括清热利湿以及其他行滞消瘀药物的应用，是否有助于尿液及炎性渗出液机械地从肾盂腔道中清除或消灭病菌而消除病理过程中的因果关系，是否对受损伤的泌尿系组织有修损的作用，这些都值得今后继续进行观察。

猪苓汤治疗慢性肾盂肾炎

高某，女性，干部，患慢性肾盂肾炎，因体质较弱，抗病能力减退，长期反复发作，经久治不愈。发作时有高热、头痛、腰酸、腰痛、食欲不振，尿意窘迫，排尿少，有不快与疼痛感。尿检查：混有脓球，上皮细胞，红、白细胞等；尿培养：有大肠杆菌。

中医诊断：属淋病范畴。此为湿热侵及下焦。法宜清利下焦湿热。选张仲景《伤寒论》猪苓汤。因本方为治下焦蓄热之专剂，淡能渗湿，寒能胜热。茯苓甘淡，渗脾肾之湿；猪苓甘淡，泽泻咸寒，泄肾与膀胱之湿；滑石甘淡而寒，体重降火，气轻解肌，彻除上下表里之湿热；阿胶甘平滑润，既能通利水道，使热邪从小便下降，又能止血。即书原方予服。

猪苓12克　茯苓12克　滑石12克　泽泻18克　阿胶9克（烊化兑服）

水煎服6剂后，诸症即消失。

按：猪苓汤能疏泄湿浊之气而不留其瘀滞，亦能滋润其真阴而不虑其枯燥，虽与五苓散同为利水之剂，一则用术、桂暖肾以行水，一则用滑石、阿胶以滋阴利水。日本医生更具体指出治“淋病脓血”，加车前子、大黄，更治尿血之重症。从脏器分之，五苓散证，病在肾脏，虽小便不利，而小腹不满，绝不见脓血；猪苓汤证，病在膀胱尿道，其小腹必满，又多带脓血。

另嘱患者多进水分，使尿量每日保持在1500毫升以上。此病多属正气已伤，邪仍实的虚实兼证类型，故嘱其于不发作时，服肾气丸类药物，以扶正而巩固疗效。

济生肾气丸治疗慢性肾盂肾炎

彭某，女性，干部，43岁。久患慢性肾盂肾炎，经常发作，中西医久治，迄无显效。半月或1月即发作1次，腰腿酸软，小便频数，有窘迫感。劳累后发作更频。1969年7月26日就诊。尿检查，红细胞满视野，脉象虚弱，舌质淡，为“劳淋”。投予《金匮要略》当归芍药散合桂枝茯苓丸作汤用。

当归9克　白芍18克　川芎6克　泽泻18克　茯苓9克　白术9克　牡丹皮9克　桂枝9克　桃仁6克　水煎服，3剂。

7月30日复诊，尿中红细胞稍减，易以猪苓汤方，疏导瘀滞，清利膀胱，先此本欲用济生肾气丸，继思下焦湿热未净，用补剂过早，会导致病邪留恋不去，反使病程延长，故投以此方，为用肾气丸提供条件。但此症已积年累月不愈，肌体日趋衰弱，亦不宜常事清利，耗伤津液，终应长服滋养强壮之剂如肾气丸者。

8月8日三诊，见尿液渐清，红细胞少见，即采取济生肾气丸作汤用。

熟地黄24克　茯苓12克　牡丹皮9克　泽泻12克　怀山药12克　肉桂6克　山萸肉9克　川牛膝9克　车前子

12克（布包煎）　炮附子9克　嘱服2周。

8月28日四诊，服前方14剂，腰膝已觉有力，检查基本痊愈。嘱服济生肾气丸一个比较长的时期，以巩固疗效。追踪观察2年，未再复发。

按：积多年经验，由于本病比较顽固，病情迁延，有的积年累月，致伤正气，机体抗病能力不免减弱，治疗常需要较长时期。但具体治疗措施，宜注意阶段性，在初期正气壮实，应以祛邪为主，服清热利湿之猪苓汤，能够很快奏效，不假强壮补剂以辅之，即可达到治愈，所谓"祛邪即所以扶正"。到中期邪仍在，正见衰，邪正分争，应祛邪兼以扶正，看邪有几许，正伤几许，在疏方遣药上既宜分别细致地加以照顾，在服药日程上也宜斟酌得当，服几日清热利湿剂，在病势缓解后，服几日固本培元剂，交替使用，标本兼治，病则易愈，所谓"祛邪与扶正并重"。及到后期，体力不支，抗病能力衰减，往往容易急性发作，此时措施，切忌当发作时，过度强调利湿清热，以戕伤仅存之正气。应当在发作时，适当地予以抑制，服几剂猪苓汤，一见缓解，马上把济生肾气汤或丸跟上去，坚持服用。若再见急性发作，仍宜服猪苓汤，如此反复治疗，则抗病之机能渐增，而复发之距离渐远，病势亦渐轻，终于不再复发而告痊愈，所谓"扶正即所以祛邪"。待检查化验，完全正常，仍宜服肾气丸3月至半年以巩固疗效，并宜忌劳累兼避免风寒引起感冒，以防复发。以上，是一般规律，当然还有变例，若临床一经遇到，则需随时相度病机以施治之。

麻黄连轺赤小豆汤治湿疹内陷慢性肾炎

姬某，男性，45 岁，干部，患慢性肾炎。诊其脉，大而数，视其舌，黄而腻，问其起病原因，在 8 年前患皮肤湿疹，下肢多，鼠蹊部尤多，痒甚，时出时没，没时腰部有不适感，且微痛，久治不愈，作尿常规检查，蛋白（++++），红细胞 25～30，有管型，为慢性肾炎。中医辨证认为是湿疹之毒内陷所引起之肾脏病。中西医向以普通之肾炎法为治，历久无效，因根据病情，投予仲景麻黄连轺赤小豆汤以祛湿毒［麻黄 6 克，连轺 12 克，赤小豆 24 克，杏仁 9 克，甘草 6 克，生姜 9 克，桑白皮 9 克，大枣 4 枚（擘）］。服 4 剂，未有汗，加麻黄量至 9 克，得微汗，服至 10 剂后，湿疹渐减，虽仍出，但出即落屑，而鼠蹊部基本不出，小便见清，易见汗，唯舌中心仍黄，脉数象减而大象依然。改用人参败毒散，服数剂后，湿疹基本消失，虽膝外侧有时出一二颗，搔之即破而消。化验尿蛋白（++），红细胞 1～15。

按：仲景《伤寒论》麻黄连轺赤小豆汤中之连轺，系连翘根，今用连翘。梓白皮药店多不备，代以桑白皮。此方原治瘀热在里之发黄症，《类聚方广义》用治疥癣内陷，一身瘙痒，发热喘咳肿满者。今用以移治湿疹内陷慢性肾炎，亦初步取到效果。方中麻黄疏通经络肌表之瘀滞，连翘泄经络之积热，赤小豆、桑白皮均能利水消肿，杏仁利肺透表，甘草奠定中州，姜枣调合营卫，以助祛湿排毒。

3 年前，曾用此方治疗一过敏性紫癜肾炎。治疗中兼用甘麦大枣汤加生地黄、紫草、女贞子、旱莲草，3 月余痊愈。

调和脾胃方剂治疗肾炎脾湿不化水肿

吴某，男性，12 岁，于 1975 年 3 月 5 日来诊。

其父代诉在两个月以前患扁桃腺炎，服消炎药后，扁桃腺炎虽愈，而继发急性肾炎，于 1974 年 12 月 25 日住入某医院，1975 年 3 月 4 日出院，为期 65 天。住院期间，中西药共进，截至目前，尚存在腰痛，面目浮肿，手紧胀，上下眼睑晦黯（上眼睑属肾，下眼睑属脾），环唇青色（环唇亦属脾），舌苔薄白，脉虚数，精神呆钝。尿检查：蛋白（+），管型 0～1，红细胞 5～7。

因浮肿不消，腰痛，认为脾湿不化，投予调和脾胃之肾炎方：

云茯苓 9 克　泽泻 6 克　猪苓 6 克　白芍药 4.5 克　川厚朴 4.5 克　川枳壳 4.5 克　陈皮 1 克　甘草 1 克　水煎服。

3 月 19 日二诊：服上方 12 剂，浮肿消失，腰痛愈，手不紧，眼睑晦黯灭迹，环唇仍微青色，脉数减，舌净，脾湿未尽除，仍予原方，嘱服 7 剂。

4 月 3 日三诊：尿检查：蛋白（－），红细胞 3～7，面色红润，精神活泼。嘱服一个比较长期的玉米须，每日 60 克，煎水代茶，并适当休息，以巩固疗效，防止复发。

3个月后，曾会面，云完全告愈。

本方陈、枳、朴、草和胃理气，因胃主中焦，为水谷之海，胃气不和，则出纳之关皆不利，故水谷之津液皆积聚而生变，此方为调和脾胃之剂，斡旋中州，则升降出纳之气得行，水谷各从其道而输泄，更以二苓、泽泻下输于膀胱，可治水肿。

温化肾阳法治疗慢性肾炎肾变期水肿

谢某，男性，24岁，于1955年11月21日急诊入院。

主诉：眼睑及下肢浮肿已10余年，近数日头昏，腹胀，并有恶心呕吐，食欲不振，尿量少，全身无力。尿中有红细胞、管型、蛋白。据称近一月来有上呼吸道感染或感冒史。1944年曾有同样症状发生，经中医治疗，约1月而愈。

入院时化验：尿蛋白（+++），颗粒管型（+），红细胞（+），白细胞（+）。酚红试验90%。1956年2月27日33%，3月13日60%。血浆蛋白，总4.26克，白2.07克，球2.19克。非蛋白氮36.1毫克%，二氧化碳结合力47容积%。腹水常规：无色，微混，细菌（-），李凡他试验（-），细胞数57，单核4%，淋巴96%。诊断为慢性肾小球肾炎肾变期。

治疗经过：1956年2月1日以后，病情逐渐加重，当时咳嗽，腹胀，感觉异常不适。腹围80厘米，体重55.5千克，尿常规比重1020，蛋白（+++），白细胞（+），透明管型（+），血总蛋白4.4克，白蛋白1.9克，球蛋白2.5克，非蛋白氮30.8毫克%。胸部透视，两侧胸腔有积液，右侧达第3前肋间，左侧达第4前肋间。

3月10日以后，开始由中医治疗。因患者病程已12年之久，曾经多次复发，属阴水，水气泛溢，腹大身肿，按之没指，缺盆平满，腰背平肿，阴囊肿湿，皮厚水深，白睛青黑，面色苍黄，气短有时喘促，头痛耳鸣，呕逆不能食，便溏溲少，舌淡有苔，两脉沉微。经10个月的治疗，中间曾复发过3次（多因情绪急躁而复发），且递增重。初服治水肿有效的经验单味药红心萝卜草，尿利肿消，后因药缺乏，病症复发。继服神佑丸峻下剂，腹胀不减，病势增剧，险象环生。到8月初，予以香砂六君子汤加减，并服禹余粮丸。处方：禹余粮石90克，蛇含石90克，真针砂150克（前3味炮制后纳下药之内），羌活、木香、茯苓、川芎、牛膝、桂心（酒制）、白豆蔻、大茴香（炮）、蓬莪术（炒）、炮附子、炮干姜、青皮、京三棱、白蒺藜（炒）、当归（酒浸）各15克。共为细末，水泛为丸，每服15克（忌盐），半个月后，尿长肿消，大见好转。再予香砂六君子汤并黄芪粥调补之，更予济生肾气丸温补肾阳，以固根本，免得复发。10月1日检查，腹围72.5厘米，体重50.5千克，已无腹水，全身水肿亦消，10月10日以后化验，尿常规比重1012～1016，蛋白（++）～（+++），红细胞（-），白细胞（±），颗粒管型（++～0）。血总蛋白5.3克，白蛋白3.4克，球蛋白1.9克。胆固醇290毫克%，非蛋白氮34毫克%。血压从入院至现在一直正常。眼底经几次检查正常。1957年春季检查，肾功能已逐渐恢复，自觉症状消失，出院观察。

防己黄芪汤治慢性肾炎“风水”

傅某，男性，40岁。患风水证，久而不愈，于1973年6月25日来就诊。

患者主诉，下肢沉重，胫部浮肿，累则足跟痛，汗出恶风。

切其脉浮虚而数，视其舌质淡白，有齿痕，认为是“风水”。

尿蛋白（++++），红、白细胞（+），诊断属慢性肾炎。

下肢沉重，是寒湿下注；浮肿，为水湿停滞；汗出恶风，是卫气虚风伤肌腠；脉浮虚数，是患病日久，体虚表虚脉亦虚的现象。选用防己黄芪汤。处方：

汉防己18克　生黄芪24克　生白术9克　炙甘草9克　生姜9克　大枣4枚（擘）　水煎服。嘱长期坚持服用之。

“去风先养血，治湿先健脾”，此为一定之法则。本证乃风与水相乘，不是血虚生风，所以但用治风逐水健脾之品，而不入和血药。方中防己通行十二经走而不守，领诸药斡旋于周身，使上行下出外宣内达，为治风肿水肿之主药；黄芪生用，能强壮肌理，逐肌表之水，兼治风注皮肤；白术燥湿健脾，与黄芪并用能止汗，合姜、枣调和营卫补脾胜湿。方中但温运脾阳，而不用温肾之药，因本病乃积湿下注，导致下肢重而浮肿。若肾虚寒重之素体，附子、杜仲，亦可加入。

1974年7月3日复诊：患者坚持服前方10个月，检查尿蛋白（+）。又持续服两个月，蛋白尿基本消失，一切症状痊愈。现惟体力未复，为疏补卫阳，兼利水湿，用黄芪30克，白芍12克，桂枝9克，茯苓24克，以巩固疗效，并恢复健康。

在治疗此病例以后，回忆起从前曾接治东北一患者有3年慢性肾炎史的病人。患周身轻度浮肿，微汗出恶风，检查尿蛋白（++）、红白细胞少许，3年不愈，后投以防己黄芪汤，嘱其常服，坚持月余，汗出恶风基本消失，化验检查，尿蛋白（+），红白细胞少许，管型近日未出现。又续服原方两月，检查尿蛋白（-），红白细胞只偶见，症状基本消失，浮肿退净，仅精神稍疲惫。即出院，嘱再服原方一个阶段，后2年有事来京，见他精神饱满，云已上班工作半年余。

芡实合剂为主治疗慢性肾炎脾肾俱虚型蛋白尿

例一 李某，女性，31岁，干部。于1973年8月25日来诊。

自诉患慢性肾炎已两年之久，经常汗出恶风，有低热，腰酸腿软。检查：尿蛋白（+），红、白细胞少许。

切其脉数大，舌淡白。断为气虚表不固，予以《金匮要略》防己黄芪汤。

黄芪15克　防己12克　白术9克　炙甘草9克　生姜9克　大枣4枚（擘）　水煎服，14剂。嘱长期服玉米须，每日用干者60克洗净，煎水代茶，约不间断地服用6个月，以增强肾功能。

9 月 20 日二诊。脉转滑，有齿痕，汗已止，不恶风。尿检查同前。于前方加茯苓9克，服 14 剂。

10 月 16 日三诊。右脉仍滑，感觉周身舒适，经行有血块，腹微痛，胃纳睡眠稍差。检查：尿蛋白微量，白细胞偶见。因予《金匮要略》当归芍药散作汤用以调理经血。

当归9克　川芎6克　白芍18克　泽泻18克　白术9克　云苓9克。水煎服 10 剂。

11 月 5 日四诊。脉现虚数，舌白，喉微痛，失眠。尿检查蛋白（+），管型 2 个。脾肾因久病俱虚，肾脉循喉咙，故喉微痛，脉虚舌白，是脾精不足。已经治疗两月，而蛋白尿不退，时时出现管型，应考虑从根本着手，做长期打算。采用芡实合剂。

芡实30克　白术12克　茯苓12克　怀山药15克　菟丝子24克　金樱子24克　黄精24克　百合18克　枇杷叶9克　党参9克　用水 3 碗半煎成 1 碗，分 2 次服。每日 1 剂，嘱先服 14 剂。

本方白术、茯苓益气健脾利水，促进运化，能使水气不得内停；芡实、菟丝子、怀山药脾肾双补，配合参、术、苓，阴阳两伤均可治；百合、黄精、金樱子入肺、脾、肾三经，补其不足，功力较强；尤妙在枇杷叶，清热入肺，能肃降肺气，使水道通利，下输膀胱。

11 月 23 日五诊。脉仍虚，左关弦，舌白，齿痕。月经正常。尿检查，蛋白微量，红细胞 1～2，白细胞 2～3。前方加山楂肉9克，侧重消除蛋白尿。

此后在 1974 年 1 月至 8 月，一直坚持服芡实合剂，逐步好转，渐渐恢复健康。中间有时仍出现喉痛，原方加牛蒡子、连翘即治愈；有时出现睡眠不好，加枣仁、合欢皮、夜交藤，随时取到效验。

至1975年2月16日来我处，见其精神饱满，面色红润。已上半天班。

例二 郭某，男性，32岁，病历号211206。于1973年12月9日入院。

患者因上呼吸道感染发烧39.6℃，小便色黄赤，尿蛋白（+++），红细胞满视野，治疗62天，出院时尿检查，蛋白痕迹，红细胞0~2，白细胞1~2。两周后，因搬家劳累兼心情不舒，有所反复，经常感冒，直到1974年9月。

1974年10月11日，左肩胛部生一小疮疖，脉左寸关弦。予托里定痛汤。

14日复诊：左脉数大，大便黑，检查蛋白尿（+），红细胞1~2。予《金匮要略》木防己汤。

17日三诊：脉数大已减，蛋白尿仍（+）。改予《金匮要略》防己黄芪汤。

1975年1月27日，四诊：3个多月来，经常感冒，时治时愈，蛋白尿因身体衰弱逐渐上升到（++），红细胞40~60，出现颗粒管型0~1，自觉腰困、背酸、膝软怯，频频遗精，精神委顿，思想负担很重。这一阶段，系经多医诊治，顷间又就诊于余。诊其脉虚数，舌净而红嫩，因郑重告诉他说，身体日衰，感冒因之反复发作，更使体力耗损，且频服清热发散之药，有伤阴分，脉日现虚数，舌日趋红嫩，肾炎不愈，夜多遗精，恐形成劳怯，为处“芡实合剂”方，并嘱咐应下决心服药静养，患者坚持服“芡实合剂”42剂后，检查蛋白尿微量，红细胞1~3，白细胞0~1，管型（-），腰困背酸膝软怯、遗精均消失，精神旺盛。又处方：黄芪15克，党参9克，山药9克，白术9克，芡实15克，金樱子30克，茯苓9克，黑大豆30克。

本方照服20剂后，尿检查蛋白（－），红细胞（－），白细胞0～1。

3月25日，仍嘱照原方再服20剂，以巩固疗效。截至5月12日随访，虽有一次因招待客人，在大风中站立谈话感冷而有所反复，但坚持服药，很快即愈。

慢性肾炎后期的黄芪粥治疗

慢性肾炎病的后一阶段，治疗比较棘手，有的浮肿长期不退，有的浮肿虽退而尿蛋白长期不消失，一劳累或一感冒则病势复发。我起初对此不够重视，以为一切症状如腰痛、头晕等消失了，浮肿也不出现了，就算“完全”治愈。在化验方面，虽有些蛋白尿，身体衰弱些，吃点补养药，休息个时期，也就康复了。哪知尿蛋白极端顽固难去，年限一拖长，一有情志或外界的影响，往往演成尿毒症，以致不可救药，才把慢性肾炎后期重视起来。认为症状虽然消除，体力尚未恢复，麻痹大意，后果堪虞。能够完成后一阶段的治疗，才算全始全终地治疗了慢性肾炎。

慢性肾炎善后办法，究竟应当采取何种措施呢？连年遇到不少幼儿慢性肾炎病。有的二三年不愈，有的迁延到十余年，中西医药，间进杂投，而症状却都是起伏无常，不能根治。我想幼儿体质娇脆，脏气未充，久服中西药品，补多则壅滞，攻多则摧伤，而不服药又无以愈病，苦思之下，惟觉谷气可以养人，若得到饮食常品而兼具药物作用者，长期服用，可能有益无害。乃本着陆以湉《冷庐医话》中所载黄芪粥加味成一方：

生黄芪30克　生苡仁30克　赤小豆15克　鸡内金（为细末）9克　金橘饼2枚　糯米30克

先以水600毫升，煮黄芪20分钟，捞去渣，次入薏苡、赤豆，煮30分钟，再次入鸡内金、糯米，煮熟成粥。作1日量，分2次服之，食后嚼服金橘饼1枚。每日服1剂。

本方用黄芪，取《神农本草经》主久败疮，排脓止痛。《名医别录》主利气，利阴气之功用，以治肾脏伤损，恢复其功能。用薏苡，取《名医别录》消水肿，甄权治积脓血，以渗湿消肿排脓。惟此物力缓，须多用方效。用赤小豆，取《神农本草经》主下水肿，《名医别录》主下腹胀满。以紧小似绿豆状的紫色种脐为白色状呈窄长线形者为良，不可用半红半黑之相思子，亦不可用色红赤粒大圆形之红饭豆。金橘饼，能下气开膈消胀，其功效捷于砂仁、豆蔻；并可防止黄芪服后起壅胀的副作用。若无金橘饼，可用广陈皮3克与黄芪同煮，去渣。鸡内金，能助消化，恽铁樵谓其能补内膜之破坏。糯米能温中益气。

此方对于慢性肾炎、肾盂肾炎残存的浮肿疗效较高，消除尿蛋白亦有效。

在服用此方之前，要检查肾功能和尿蛋白等，服过1月后，再事检查。若肾功能有所改善，蛋白尿有所消失，则持续服用1～2月，待肾功能完全恢复，尿蛋白完全消失后，仍继续服用3个月，以巩固疗效。并应当安排好休养，以免复发。

此方在肾阳虚肾气衰弱的情况下使用最为适宜。肾阴虚，脉细数，舌质红绛者，不宜用。

我用此方曾治愈小儿慢性肾炎迁延不愈者数例，内有尿毒症前期症二例。成人服此，在掌握了辨证论治的法则下，使用得当，亦能收到满意疗效。

玉米须及其用于治小儿慢性肾炎

小儿肾脏脆弱，或因感冒，或因有病用药不慎，常发生急性肾炎。若再一失治，演成慢性肾炎者，为数亦不少。

对小儿肾炎，通过长期临床，摸索到凡在15岁以下的男女儿童，用玉米须持久服用，一般无特殊情况者，均能趋向好转或达到治愈。

玉米须为禾本科玉蜀黍的花柱和花头，因花柱呈丝状，故名“玉米须”。性味：甘、淡、平。功效、应用：利水通淋，用于肾炎水肿，热淋、石淋等证。配方用量：15～30克。

此药在秋季很容易大量收到，晒干后备用。病家可自己采备，很经济。在多年经验中，亦惟经济较困难者，才能坚持服此药，才能达到治愈。因为经济富裕者，延医买药不难，不能长期守服此药，数日更一医、换一方，不知慢性肾炎，长期不愈有伤正气，应调护其正气，使其伤损由渐而复。假使中途易辙，培补不终，甚之操之过急，继以损伐，其结果不但会延长病期，甚至导致恶化。所以我几年中治愈几个儿童的慢性肾炎，多是经济不足的家庭，能持久守方不替，才收到预期的疗效。

若因外感发热日久，灼伤阴分者，可兼服六味地黄丸。

患儿田某，男性，11 岁。因久患慢性肾炎，反复迁延不愈，于 1973 年 3 月 17 日来就诊。

患儿面色㿠白无华，切其脉虚数，右关尤甚，舌苔白腻，指纹浅淡。证现胃呆纳少，便溏，神疲。尿检查，蛋白（+），有时微量，红细胞少许。久久不愈，遇感冒或劳累即加重。长期进以中西药无效。

诊断为慢性肾炎兼脾虚，先投以参苓白术散作汤剂以健运脾胃，进服 2～3 周，迨食量增加，大便正常，即长期服用玉米须。

玉米须服法：先储备干燥玉米须 12 千克，用时，取玉米须 60 克洗净，煎汤代茶，作 1 日量，渴即饮之，不拘次数，勿饮其他水料，到就睡时若饮不完，次晓即倾去，再煎新汤饮之。要逐日坚持，切勿间断，间断则效果差。饮到 3 个月时，作检查，观察病情的趋向，若见效果，再继续服 3 个月，则可痊愈。但仍须避风寒以防感冒，节劳累以速康复。

1974 年 5 月间，接到其父的来函云："坚持服玉米须 8 个月，并每两周注射胎盘球蛋白 1 支，迁延之肾炎已告痊愈，尿检查正常，无任何临床症状，食欲食量均好，面色红润，精神旺盛，一直坚持上学"。

我多年临床经验，本品用于 15 岁以下男女患慢性肾炎儿童，坚持服用 6 个月，不需要服其他中西药品及针灸，基本上可达到治愈，再适当地休养一个时期（约 3 个月），则可恢复健康，不致复发。20 年来我治疗几户贫困家庭之子女，延医购药困难，积年累月不愈者，单服玉米须得到痊愈，追踪几年，都在健康地上学。

儿童患慢性肾炎服玉米须效果良好，已有肯定的临床疗效，但施之于成年人，则效果不显著。

若小儿兼有浮肿，可服六味地黄丸，禁用八味丸，因小儿为稚阳之体，温补肾阳，会有不良反应。

真武汤和六君子汤加减治疗尿毒症

中医虽无尿毒症的病名，但类似本症的记载，则散见于历代典籍中。《灵枢》云："肾气虚则厥"。又云："肾病，少腹腰脊痛，胻酸，三日背胎筋痛，小便闭。三日腹胀……三日不已死"。又云："肾足少阴之脉，是动则病饥不欲食，面如漆柴，咳唾则有血，喝喝而喘，坐而欲起，目𥆨𥆨而无所见，心如悬若饥状……"。华佗《中藏经》云："……寒则阴中与腰脊俱痛，面黑耳干，哕而不食，或呕血者是也"。仲景《伤寒论》云："……若不尿腹满，哕者难治"。又云："……心下悸，头眩，身瞤动，振振欲擗地者，真武汤主治"。《金匮要略》云："假令瘦人脐下有悸，吐涎沫而癫眩，此水也"。

以上记载，说明了由肾病而引起之小便不利、身瞤动、癫眩、视物不清、呕、哕、不食等症状，很符合于尿毒症。对本病的认证则为"肾虚"、"肾寒"，对治疗和预后也有记载。可见我国古代医家对于本病早已有所认识。我们对于尿毒症，即根据这些古代文献的精神，施以治疗，虽然所接触的病例未能全部治愈，但也有幸获痊愈者。

例一 李某，已婚，女性，50岁，江苏籍，因上腹部疼痛4天，于1958年6月21日，急诊入北京某医院。

病史：患者10余年来，常有上腹疼痛，泛酸，服苏打后而缓解，疼痛多与饮食有关，近四日上腹部疼痛复作，以两肋缘为甚，入院前1日，疼痛加重，持续不解，大便两日未行，小便如常。既往史从略。

检查：急病容，痛苦表情，皮肤无黄疸，头部器官阴性，颈软，心肺无征，腹壁普遍板硬，并有压痛，肝脾不易触及，膝反射存在。血压：100/20毫米汞柱，血象正常。临床诊断为胃穿孔，合并腹膜炎。

入院后，先由外科作穿孔修补及胃空肠吻合术。手术进行良好，但术后血压一直很低，尿量极少，甚至无尿，持续数日，渐呈半昏迷状态，肌肉抽动，并测得非蛋白氮150毫克%。西医治疗无效，乃要求中医会诊。

会诊时，见患者神志欠清，时而躁动，手抽肉瞤，尿闭，脉细肢凉，乃用仲景真武汤加减，回阳利尿。药用西洋参、杭芍、白术、云苓、炮附片、生苡米。1剂之后，能自排小便，四肢渐温，肉瞤筋惕亦止，但仍神疲不愿讲话。二诊时改用红人参、白术、茯苓、车前子、牛膝、泽泻、生苡米，二剂后神志全清，排尿自如，精神略振，但感口干，改用党参、沙参、麦冬、花粉、苡米、玉竹。经过三诊之后，诸症好转，血压恢复正常，非蛋白氮降至37.5毫克%，最后痊愈出院。

本例由于手术后尿闭，而产生尿中毒现象，这种肾外性尿毒症，预后虽然较好，但对本例来说，西医治疗无效，服中药后病情显著改善，可见中药是起到作用的。

中医认为肾为胃关，职司开阖，肾气从阳则开，从阴则阖，初诊时，患者脉细肢凉，显然阳气式微，不能温养四肢。肾关因阳微而不能开，遂成尿闭，病在少阴，故用真武汤，鼓阳利尿，肾关得阳则开，尿毒之患可解，果然1剂之后，四肢既温，小便亦行，但仍疲乏无神，懒于言语，正气尚未恢复，二诊时采用健脾补气利尿之剂，病情逐日好转。本例从利尿着手，为直接治尿毒症之法。

例二 黄某，男性，21岁，未婚，广东籍，因全身浮肿，尿少凡六月，于1955年12月6日，住入北京某医院。

病史：患者于1955年4月底，感冒之后，出现眼睑颜面浮肿，检查尿中有蛋白，数天之后浮肿消退，同年6月初，面部及下肢浮肿复起，尿量减少，院外治疗无效，乃入院治疗。既往史：12岁时曾有“肾炎”史。

检查：慢性病容，皮肤苍白，颜面浮肿，扁桃腺中度肿大，颈软，心尖区有收缩期吹风样杂音，右胸中下部叩浊音，呼吸音低，右肺基底部有湿性啰音，腹软，肝脾未触及，无明显腹水征，阴囊及下肢均呈凹陷性浮肿，膝反射存在，血压122/90毫米汞柱，血色素7.5克，红细胞236万、尿蛋白（+++），有颗粒及透明管型，血沉70毫米/小时，酚红试验15%，非蛋白氮38.5毫克%，胆固醇571毫克%，胸部X线片：右肺上野有结核病变，右胸腔少量积液，入院诊断为慢性肾炎，肺结核，胸腔积液。

入院后由中西医合作治疗，至1956年1月底，浮肿消退，但肾功不见好转。至4月中旬，血压升至190/140毫米汞柱，非蛋白氮增至92.5毫克%，病人头晕，恶心，呕吐，粒米不下，渐至神志昏迷，西医救治无效，且病情日渐加重，濒于危笃。乃于4月16日邀请中医会诊。

初诊时，见患者昏迷较深，不能进食，呼吸微弱，脉细微。乃与老人参24克煎汤，频频饲入，药后神志渐清，目能视人，脉亦略起，但仍嗜睡，改用六君子汤救治，药用移山参、白术、茯苓、炙草、陈皮、法半夏。二诊之后神志全清，胃能纳谷，血压降至150/110毫米汞柱，非蛋白氮回至58.3毫克%。脱险之后，仍由中西医合作，治其肾炎。至1957年5月出院时，一般情况良好。

按：初诊时患者气息奄奄，汤饮不下，胃气已败，正气不支。此时之处理，挽回胃气，抢救生命，是第一要着，一俟胃气来复，药饵可下之时，方可进行其他治疗。因而初用独参汤频频饲入，果能药后神志渐清，但仍嗜睡，仍属正气衰微，故专用六君子汤扶正和胃，正气既复，胃能纳食，症情得以缓解。此时若舍正气不顾，而从其他方面治疗，恐生命难以挽回，所谓"体实气壮，要治病留人；体衰气虚，须留人治病。"本例遵循着这个原则，先挽回了正气，间接治愈了尿毒症，收到满意的疗效。

温胆汤加减治疗急性尿毒症

范某，男性，56岁，农民。住院号90654。因被重物压伤，多处骨折，休克住院。继而小便短少，几近无尿（日夜百余毫升），尿中且有少量蛋白，红白细胞出现，非蛋白氮54.5毫克%。前医曾投以八正散加味，小便虽有增加，但1日仍约1000毫升。询其病情，见患者有时微感恶心，尿黄，便稀如水，口干，舌苔稍黄，脉数。给予温胆汤加减，药用陈皮、清半夏、赤苓、竹茹、枇杷叶、生姜、太子参、麦冬、五味子、丹参、制乳没等，药后翌日小便激增达1880毫升，乃续进前方，小便日达2000～3800毫升，小便及非蛋白氮化验亦渐趋正常。

按：本例伤后呕恶，尿短色黄，口干脉数，舌有黄苔。因原有休克，脉弱致不可扪及，正虚已极，原非湿热阻于下焦之脉症可比，前医投以八正散，故未收效。

本方以其气虚阳弱，升降失宜，小便不利，故以生脉扶正，温胆杷叶和胃，丹参乳没和血止痛，标本兼顾，故收到效果。肝肾同源，开其上闸即所以启其下窍，而尿闭亦有因血瘀而致者，方虽简而用意却较周到。

补中益气汤治疗脾虚气陷长期尿血

胡某，女性，28岁，已婚。于1971年6月28日来院就诊。切其脉大而虚，望其舌质淡，右侧有白苔，面色萎黄，自诉尿血症年久不愈。自22岁起，尿血即时止时发，而在劳累后更容易导致复发。曾经西医多次检查，没有找到病灶，因而也没有查明原因。也曾经过中医多次治疗，凡八正散、小蓟饮子、五淋散等清热利湿消瘀之剂，屡服都未能收效，终年郁郁，苦恼不堪。问其小腹是否常有感觉？患者述，一经劳累，则小腹坠胀而下血。我认为这就是尿血的病源。李东垣云："劳役过度，而损耗元气。既脾胃虚衰，元气不足，而心火独盛。心火者，阴火也，起于下焦，其系系于心，心不主令，相火代之，相火，下焦包络之火，元气之贼也。火与元气不能两立，一胜则一负，脾胃气虚，则下流于肾肝"。肾受邪必影响膀胱，所以现尿血之症。现已患病六年不愈，久病脉虚大，面色萎黄主气虚，舌质淡，右侧白苔主血虚气弱无力运化中州。本症尿血，是疾患的现象，脾气下陷，才是疾患的本质。脾气下陷以致下血，是虚寒证，非积热蕴湿之症有炎灶可寻。无热可清，无湿可渗，治法既属脾虚气陷之尿血症，则宜升举其气，温补其阳，使脾能健运，饮食之精微得以四布而无下流之患，则不治血而血自然能止。东垣之补中益气汤，确是的对之方，因即书方予之，嘱较长期地服用。

炙黄芪9克　白术9克　党参9克　升麻1.5克　柴胡3克　归身9克　陈皮3克　炙草4.5克　黄柏（盐炒）3克　知母（盐炒）3克　10剂，水煎服。

方中升麻、柴胡以升举脾阳；芪、术、参、草以补气健脾，因补气能间接生血，所谓阳长则阴生，且方中归身有直接补血作用；陈皮防止有壅滞之弊；加知母、黄柏以滋肾水清阴火。

前后共治疗4个半月，服补中益气汤10余剂，补中益气丸20袋。自服药后，即有劳累亦从未尿血，惟有时小便滴沥，7月25日经检查，膀胱口轻度充血水肿。曾予仲景当归芍药散作汤用服10余剂。

柯琴论补中益气汤曰："仲景有建中、理中二法。风木内干中气，用甘草、饴、枣，培土以御木；姜、桂、芍药，平木而驱风，故名曰建中。寒水内凝于中气，用参、术、甘草，补土以制水，佐干姜而生土以御寒，故名曰理中。至若劳倦形衰，气少阴虚而生内热者，表证颇同外感，惟李杲知其为劳倦伤脾，谷气不胜阳气，下陷阴中而发热，制补中益气之法。谓风寒外伤其形，为有余；脾胃内伤其气，为不足。遵《内经》劳者温之，损者益之之义，大忌苦寒之药，选用甘温之品升其阳，而达阳春升发之令。凡脾胃一虚，肺气先绝，故用黄芪护皮毛而闭腠理，不令自汗。元气不足，懒言气喘，人参以补之。炙甘草之甘，以泻心火而除烦，补脾胃而生气。此三味，除烦热之圣药也。佐白术以健脾，当归以和血。气乱于胸，清浊相干，用陈皮以理之，且以散诸甘药之滞。胃中清气下陷，用升麻、柴胡气之轻而味之薄者，引胃气以上腾，复其本位，便能升浮，以行生长之令矣。补中之剂，得发表之品而中自安；益气之剂，赖清气之品而气益培，此用药有相须之妙。是方也，用以补脾，使地道卑而上行，亦可以补心、肺，损其肺者，益其气，损其心者，调其营卫也。亦可以补肝木，郁则达之也。惟不宜于肾，阴虚于下者不宜升，阳虚于下者更不宜升也。凡李杲治脾胃方，俱是益气。去当归、白术，加苍术、木香便是调中，加麦冬、五味辈，便是清暑。此正是医不执方，亦是医必有方。”

赵献可认为：“后天脾土，非得先天之气不行，此气因劳而下陷于太阴，清气不升，浊气不降，故用升、柴以佐参、芪，是方所以补益后天中之先天也。凡脾胃不足，喜甘而恶苦，喜补而恶攻，喜温而恶寒，喜通而恶滞，喜升而恶降，喜燥而恶湿，此方得之矣”。

陆丽京认为：“此为清阳下陷者言之，非为下虚而清阳不升者言之也。倘人之两尺虚微者，或是肾中水竭，或是命门火衰，若再一升提，则若大木将摇而拔其本也”。

加减法：如血不足重用当归；精神短少，加人参、五味；嗌干，加葛根；头痛，加蔓荆子，痛甚，加川芎，脑顶痛，加藁本、细辛；风湿相搏，一身尽痛，加羌活、防风；有痰，加半夏、生姜；胃寒气滞，加木香、青皮、蔻仁；腹胀，加枳实、厚朴、木香、砂仁；腹痛，加芍药、甘草；能食而心下痞，加黄连；咽痛，加桔梗；有寒，加肉桂；湿盛，加苍术；阴火，加黄柏、知母；大便秘，加酒煨大黄；咳嗽，春加旋覆、款冬，夏加麦冬、五味，秋加麻黄、黄芩，冬加不去根节麻黄。

肾病阳虚的辨证论治例

于某，女性，46岁，江苏人，干部。

于1963年11月发病，开始时，低烧，多汗，尿频，每夜多至10几次，少则4～5次，无尿道热痛感。腰痛，四肢颜面轻度浮肿。化验检查：尿中多数红白细胞，蛋白（+），两次出现管型，多次尿培养未发现细菌。第1小时血沉20～30毫米。放射科检查：右侧输尿管狭窄，原肺部结核已硬结，部分纤维化。曾采用中西药进行多次治疗，至今年7月复查，尿中仍有少数血细胞，微量蛋白，肾盂造影发现输尿管狭窄已消失。说明肾盂炎症存在，肾结核暂不能排除。1964年8月5日来京就治，自述：经长期治疗，服过大量中西药物，症状虽有所减而不显。现在仍感腰部酸痛，且畏冷，不欲久坐，溲频，多汗，全身无力，晨起尤甚。上肢浮肿酸胀，胃纳不佳，夜寐较少，惟所苦者，上午颜面阵阵潮热，此时，心中烦闷不适，曾服黄芪复合剂多日，汗虽稍止，颜面潮热未减。

诊其脉：浮而无力，左关微浮弦，舌净无苔，左边红紫。

观病人脉浮而无力，多汗，一身酸软，上肢浮肿等，均为气虚象，复方黄芪剂似属合拍，但以前长期与服，其效不显，应细探讨其病情，方能立法遣方，即所谓“治病必求于本”。《难经》谓：“脐下肾间动气者，人之生命也，十二经之根本也”。人身之五脏六腑，四肢百骸，莫不赖以进行正常工作。譬之于阴霾弥漫，则万物之不得遂生。今于某之病，当为肾阳不充。肾阳不充，则虚阳上越，故每值上午，颜面阵阵潮热，心烦。阳虚则阴寒内盛，以致腰部酸痛畏冷，不欲久坐，晨起乏力。此为病之本。命火既病，不能温养全身，病变必将丛生。如脾胃阳虚不能健运，则食欲不振；阳虚阴凝则肝失涵养，而脉现浮弦；心肾不相济则夜寐不安。且肾气虚则小便数，肾主五液，阳外越则汗自出。统观患者一系列的症状，均系真阳不足之表现。此病应从肾治。过去所述曾用黄芪剂治颜面潮热，是误认为是表阳虚，黄芪补六腑之阳，走表走上，服之适足以助长肾阳上越之颜面潮热。

因病属虚阳上越，当温养命火，补纳肾气，可用金匮肾气丸。但景岳右归饮尤佳。此方为金匮肾气丸减去淡渗及辛凉之品，增加强肾之品，是扶阳以配阴，非益火以消水，王旭高论之甚详，可消息予之。

熟地9克（砂仁1.5克同捣） 紫油桂3克（研末冲服） 山萸肉9克 淮山药9克 炒杜仲9克 枸杞子9克 菟丝子9克 鹿角胶6克 当归身9克 茯神9克 炒枣仁9克 肉苁蓉9克 水煎服，令进7剂。

8月12日二诊，患者述：药后，颜面潮热已霍然而愈，从未再发，汗出减，小便通畅，其他症状亦有所减轻。药证合拍，其效验真如桴鼓之应。

由于前方既有效，当加重温阳之品，以期根治，故于前方加炮附片6克，增5倍剂量制成丸药服之。水为阴邪，肾为水火之脏，水气病，影响命门较甚，故余每取温阳强肾之法治疗慢性肾脏病患，在稳定期常服，能收显著效果。

厚朴生姜半夏甘草人参汤治腹胀

尹某，男性，患腹胀症，自述心下胀满，日夜有不适感，是属虚胀症。投以厚朴生姜半夏甘草人参汤［厚朴12克，生姜9克，半夏9克，甘草（炙）6克，党参4.5克——《伤寒论》方］。经复诊1次，未易方而愈。

按：腹胀一症，有实有虚，实者腹坚硬，拒按而痛，舌苔黄厚或滑腻，是食积或秽滞，宜小陷胸汤或消导、攻下剂。虚者腹虽胀而按之柔软，且喜按压，按下去也不作痛，即痛也很轻微，舌无苔或稍有薄白苔，是胃机能衰弱，致使食物有所残留，分解，产气，壅塞于胃中而作胀。这个病例，既主诉腹胀满，且为按之不痛，是属虚胀，故投以此汤即迅速收到效果。

“胀非苦不泄”，厚朴味苦性温，通泄脾胃之气分，用作主药；“满非辛不散”，半夏辛温和胃，生姜辛通滞气，用作辅药；人参鼓舞胃气，主治心下虚痞胀满，佐以甘草滋胃生津。通补兼施，法颇完密。

适应症：慢性胃炎等病腹胀满者；发汗后或下后腹胀者，均验。

当归芍药散治腹痛

邵某、眭某二位女同志，均患少腹作痛。邵腹痛，白带多，头晕，诊断为慢性盆腔炎。予以当归芍药散作汤（当归9克，白芍18克，川芎6克，白术9克，茯苓9克，泽泻12克——《金匮要略》方），用数剂后，腹痛与头晕基本消失，白带见少。眭长期腹痛，小腹重坠，白带多，头目眩晕。投当归芍药散作汤用，三诊，腹痛白带均减，改用少腹逐瘀汤治其白带症。

《金匮要略》当归芍药散，主治“妇人怀娠，腹中㽲痛”，又治妇人腹中诸疾痛”。尤在泾谓：“㽲音绞，腹中急也。乃血不足而水反侵之也，血不足而水侵，则胎失其所养，而反得其所害矣。”此方之证，腹中挛急而痛，或上迫心下及胸，或小便有不利，痛时或不能俯仰。腹诊：脐旁拘挛疼痛，有的推右则移于左，推左则移于右，腹中如有物而非块，属血与水停滞。

方中芎、归、芍药，和血舒肝，益血之虚；苓、术、泽泻，运脾胜湿，除水之气。方中多用芍药，芍药专主拘挛，取其缓解腹中急痛。合用之，既疏瘀滞之血，又散郁蓄之水。服后小便或如血色，大便或有下水者，系药中病，是佳兆，应坚持多服之。

适应症：男女老幼脐旁至胸下挛急痛，妇人子宫痉痛，头目眩晕，心悸、心下悸，肉瞤筋惕（都是水气为患），目赤痛（目赤，是水气挟血上凌，目中粉赤色，不似暴发火眼之深红色并肿，应细辨），面色萎黄，有贫血倾向，腰膝易冷，小便频数或不利。应用范围颇广，如浮肿、习惯性流产、月经痛、慢性肾炎、脚气等具有适于用本方之证候者。

生姜泻心汤治干噫食臭腹中雷鸣

胡某，男性。患慢性胃炎，自觉心下有膨闷感，经年累月当饱食后嗳生食气，所谓“干噫食臭”；腹中常有走注之雷鸣声。体形瘦削，面少光泽。认为是胃机能衰弱，食物停滞，腐败成气，增大容积，所谓“心下痞硬”；胃中停水不去，有时下走肠间，所谓“腹中雷鸣”。以上种种见症，都符合仲景生姜泻心汤证，因疏方予之：生姜12克，炙甘草9克，党参9克，干姜3克，黄芩9克，黄连3克（忌用大量），半夏9克，大枣4枚（擘）。以水8盅，煎至4盅，去渣再煎，取2盅，分两次温服——《伤寒论》方。服1周后，所有症状基本消失，唯食欲不振，投以加味六君子汤，胃纳见佳。

又俞某，患慢性胃炎，具有“心下痞硬，干噫食臭，腹中雷鸣”之证候，投以生姜泻心汤，不日而愈。

生姜泻心汤，仲景主治“胃中不和，心下痞硬，干噫食臭，胁下有水气，腹中雷鸣，下利者”。重点在散水气之痞结，并补益中气，故以生姜为主药，辅以半夏宣泄胁下之水气。惟痞坚之处，必有伏阳，故用苦寒性的芩、连，以降之清之，但湿浊久积之邪，又非苦降直泄所能尽祛，故必佐干姜之大辛大热以开发之。一苦一辛，一降一开，相反正所以相成，在相互制约又相互促进的作用下，以成其和胃散痞之功。更用人参、大枣、甘草补益中州，振起胃机能的衰弱，以预防苦辛开泄药的过当。尤其具有特点的是在于将此方药“去渣再煎”，以协调药味之手段，达到和解胃气之目的。这种煎服法，是仲景对和解剂独具匠心的创作，观大、小柴胡汤等之和少阳剂、三泻心汤、旋覆花代赭石汤之和胃剂，都取“去渣再煎”之法。

适应症：应用于慢性胃炎，消化不良下利，胃酸过多症，胃扩张等之具有此证候者。

痛泻要方治风泄

陈某，男性，患慢性肠炎，日泄泻四五次，泻前腹辘辘作响而痛，痛则急登厕，矢气多，溏便掺泡沫。认为属风泄症，投予刘草窗痛泻要方（白术12克，白芍9克，陈皮6克，防风3克）以和肝健脾。数剂，基本痊愈。

何廉臣曰：“风泄，即肠风飧泄。《内经》所云久风为飧泄，此症甚多，医者往往误认为食积化泻，或认为湿积所致，而不知伏风之为病，以致邪气留连，乃为洞泄，不可挽回者数见不鲜。此案引经证医，探源用药，妙在刘草窗法，确是飧泄专方，用多奏效。接方用钱氏异功散加味，惬合清气在下则生飧泄之经旨，故为医者，不可不精究《内经》也”。[1]这是能抓住当时客观存在的现象，加以分析，辨明风泄与食积作泻、湿积致泻的不同，从辨证上找到施治的依据，反过来更从施治上印证出辨证的精确。

甘草泻心汤治中焦气虚大便燥结证

宋某，男性，55岁，1960年12月31日初诊。

主诉便燥数月，每饥时胃脘胀痛，吐酸，得按则痛减，得矢气则快然，唯矢气不多，亦不渴。诊见面部虚浮，脉濡缓。投甘草泻心汤加云苓，3剂后大便稍畅，矢气转多。改投防己黄芪汤加附子4.5克，一剂后大便甚畅，痛胀均减，面浮亦消，唯偶觉烧心，原方加云苓又服2剂，3月后随访，诸症皆消。

甘草泻心汤证本为误下太阳成痞而兼呕、烦、下利，仲景已指出:“此非结热，但以胃中虚，客气上逆”而成，本例诸症无一与甘草泻心汤相符者，且结硬与雷鸣下利则更属对立；而能断然施之者，是因为胃气虚馁，湿满于中，针对实质，异病同治。胃气虚馁，急于求食自安，则饥时痛胀并作；滞填中焦，枢机不利，传化迟缓，食物留于肠胃必久，而便为之燥。本方加云苓，缓中补虚，升清降浊，服后矢气转多，大便转畅，已收降浊之效，遂以防己黄芪汤补虚，更加附子通阳，祛邪兼顾扶正，中宫既健，传化为常，则诸症皆瘳。设

① 此段为何廉臣先生评何拯华先生之风泄案的按语，见《全国名医验案类编》（何廉臣选编）。

为因燥而疏通，因胀而宽中，因痛而行气，必犯虚虚实实之戒，临证者慎之。

小陷胸汤、甘草泻心汤治胃窦炎胃脘痛

张某，男性，军人，1975 年 10 月 9 日来诊。

患者喜饮酒，两个月前开始感到每酒后胃脘胀痛不适，渐至食后亦胀痛且有堵塞感，其后不时发作，夜眠常因痛而醒。饭量大减，不敢食辣味，不敢饮酒。无矢气、嗳气。曾服胃舒平等西药，效果不显。X 线钡餐透视确诊为胃窦炎。便结如羊矢，现已五六日未行，诊其心下拒按，脉浮缓而虚，用《伤寒论》小陷胸加枳实：

黄连 6 克　半夏 9 克　全瓜蒌 9 克　枳实 6 克

10 月 27 日二诊：前方服 3 剂，饭后及夜间脘痛减轻，怕冷，右脉滑大而缓，便仍稍干，此脾胃正气仍虚，寒热杂邪未能尽去，改与甘草泻心汤加吴萸、柴、芍、龙、牡，以辛苦开降：

甘草 30 克　黄芩 6 克　干姜 6 克　半夏 9 克　大枣 4 枚　吴萸 3 克　柴胡 9 克　白芍 9 克　龙牡各 18 克

10 月 30 日三诊，疼痛已止，大便仍干，右脉滑象已减，仍用上方改吴萸为 6 克，干姜为炮姜 6 克，再服数剂。

1976 年 2 月 1 日来信云：愈后两个半月期间脘痛未发，食欲明显增加，辛辣亦不复畏。

资生丸治疗脾虚证

例一 戈某，女性，12岁。因其母体弱多病，晚生此女，先天不足，累及后天，从襁褓时即发育不够好，直到现在，身矮肌瘦，稍一动作即感劳累气短，懒于玩耍，且目力非常衰弱，一读书写字，不超过10分钟，即感觉目抽而痛，因之休学。在沪治疗一个时期，无效，于1973年11月初来北京就诊。切其脉虚软，舌淡，面色皖白，目白睛过白，大便有时不成条，食极少，每顿不过半两许。认为是脾胃不足，并无其他疾患。为治疗这种功能衰减，用资生丸以培养后天之本。

处方：人参45克　茯苓30克　白术45克　山药30克　薏苡仁22.5克　莲子肉30克　芡实22.5克　甘草15克　陈皮30克　麦芽30克　神曲30克　白豆蔻12克　桔梗15克　藿香15克　川黄连6克　砂仁22.5克　白扁豆22.5克　山楂22.5克

此方原为丸剂，微嫌蜜丸稍碍消化，改作煎剂用。共为粗末，每次6克，煎2次合在一处，午、晚饭后1小时左右各服1次。

服20天后，即食量大增，一月后，每餐可进三两，面色红润，精神焕发，喜玩乐动，目力亦见强，能看书写字持续半小时以上。因令她坚持服下去，并请眼科为诊视目疾，云系远视眼，因营养不足所致，可配眼镜以帮助目力，未予开药方治疗。

例二 七十岁老人某，男性，干部。于1973年10月底初诊，患者经常多病。现患肝炎，脘胀，食欲不振，很长时期每餐不过一两，午后心下痞硬，嗳气不止，大便稀薄，肝功能不正常。服西药多反应，因只服中药，已半年余，药后则脘胀稍舒，不多时胀满又起，且逐日加重，体力不支，有碍工作。

接诊时，脉濡而无力，右关沉取欲无，左关稍弦，舌本苔白而润；症状：心下胀满，午饭后胀更甚，嗳气多，间有矢气而不畅。是肝脾不和之象，而脾虚尤为主要矛盾。因脾虚日久，食量特少。

诊视后，索视以前所服方剂，则理气降逆之品居多且量亦大。余思此证既属肝脾同病，而脾之生理日见减退，致失健运之力，不能输布精液灌溉全身，理宜先补脾胃以扶持其本，使脾的运化功能有所恢复，食香而多，则不理虚气而虚气自无从而生，胀满自无从而起。且久病虚弱，治宜顾护正气，而理气降逆之品，均具耗散克伐之性，愈开破则正气愈虚，正气愈虚则胀满愈甚，因而开破之药，势必由小量而增至大量，大量开破，脾气愈虚，互为因果，病患缠绵日见沉重，是势所必至理有固然的。因此治疗需要注重培本，取补脾之法，稍佐理气降逆，以消除当前之胀满，并推动补药之运行，古方资生丸，适为的对之方。惟虑现在脾胃无力，进少量饮食，尚不能消化吸收，若投大量药剂，反给脾胃增加负担，欲扶之适以倾之。拟小量缓投，守方不变，因处资生丸方，改为粗末，每9克作1天量，煎两次合一处，分温服。

隔两日一复诊，观察病情有无变化。一周后，嗳气减，矢气多，胀满轻，时间亦缩短，脉沉取较有力，舌苔少，纳食由每餐一两增至二两。患者非常高兴。续服原方半月，脾虚基本痊愈，肝功能检查亦有所改善，回原工作岗位。嘱仍服原方一个时期，以巩固疗效。

本方是缪仲醇在《和剂局方》参苓白术散上加味而成，作者原意取《易》“大哉坤元，万物资生”而命名。方中以参、苓、术、草、炒扁豆、炒薏米之甘温健脾阳，以芡、莲、山药之甘平滋脾阴，是扶阳多于护阴，用补脾元提脾气。并以陈皮、曲、楂、麦、砂、蔻、桔、藿调理脾胃，黄连清理脾胃，且用小量，能有苦味健胃作用，是重在补而辅以调，多寡适宜，补通得当。

本方用治纳食少而不馨之脾虚证，效果良好，尤宜于老年人；古人用治妊娠3～5月习惯性坠胎者，亦治妊娠呕吐，都是从固脾元着眼。

桂枝加桂、理中加肉桂吴萸治奔豚气

故乡老友娄某的爱人，年七十，患呕吐腹痛一年余，于1973年4月16日偕同远道来京就诊。询其病状，云腹痛有发作性，先呕吐，即于小腹虬结成瘕块而作痛，块渐大，痛亦渐剧，同时气从小腹上冲至心下，苦闷“欲死”。既而冲气渐降，痛渐减，块亦渐小，终至痛止块消如常人。按主诉之病状，是所谓中医之奔豚气者，言其气如豕之奔突上冲的形状，《金匮要略》谓得之惊发，惊发者，惊恐刺激之谓。患者因其女暴亡，悲哀过甚，情志经久不舒而得此症。予仲景桂枝加桂汤。

桂枝15克　白芍药9克　炙甘草6克　生姜9克　大枣4枚（擘）　水煎温服，每日1剂。

30日二诊：共服上方14剂，奔豚气大为减轻，腹中作响，仍有1次呕吐。依原方加半夏9克，茯苓9克，以和胃蠲饮。嘱服10剂。

5月13日三诊：有时心下微作冲痛，头亦痛，大便涩，左关脉弦，是肝胃气上冲，改予理中汤加肉桂、吴茱萸，以暖胃温肝，服后痊愈回乡。两月后函询未复发。

有说此方应加肉桂，我则竟用桂枝，结果取到满意的疗效。这里，一、根据《伤寒论》条文“……气从少腹上冲心……与桂枝加桂汤，更加桂二两也”。果加肉桂，应云“当加”，不可云“更加”。二、根据《伤寒论》有“……其气上冲者，可与桂枝汤”。桂枝原治气上冲证，若加重其量，自可治气上冲甚欲作奔豚者无疑了。

方剂用量，至关重要，于此可见。某一种药味，用量增加，不仅增大方剂的力量，且有时改变方剂的作用。桂枝汤原本治太阳中风，汗出、发热、恶风证。而仅加桂枝量后，则治奔豚气。因此医生在处方用量上，岂可掉以轻心。

耆婆万病丸治小腹彭亨症

回忆1946年2月间曾为唐山开滦煤矿内之一江姓妇人诊治小腹彭亨症。其小腹于二年前渐次胀大，来诊时已如怀妊六七月状，大、小便正常，月经正常，无甚痛苦。曾已服用各种祛瘀活血与理气通络之剂，迄未收效。诊其脉稍涩，舌正常无苔，按其小腹中等硬度，不痛。考虑此症既经用活血与理气之剂不验，则不能再走消胀去瘀之老路，乃用针刺法并辅以攻补兼施之汤剂缓缓图治。针刺到6月间，腹围略减二寸余，因继续针下去，到9月底，腹围却分毫未减，但也未增大。我固辞乏术再治，奈患者坚决不允，每隔日即来央求研究治法。我感其诚意，广查医籍，见到民初医生恽铁樵曾自服《千金方》内之耆婆万病丸治愈不能名状的药蛊怪症，在恽的大胆用药的启发下，也采用了耆婆万病丸治疗小腹彭亨症。

耆婆万病丸，《千金方》主治痞块，五脏滞气，积聚壅闭，心腹胀满等证。药品：牛黄、麝香、犀角（镑）、桑白皮（锉炒）、赤茯苓、干姜（炮）、桂心、当归、芎䓖、芍药、甘遂、黄芩、蜀椒（去目及闭口者，炒出汗）、细辛、桔梗、巴豆（去皮心膜，炒）、前胡、紫菀（去芦）、蒲黄（微炒）、葶苈（炒）、防风、人参、朱砂、雄黄（油煎）、黄连（去须）、大戟（锉炒）、禹余粮（醋煅研、水飞）、芫花（醋炒赤）各4.5克，蜈蚣6节（去头足，炙），石蜥蜴（去头足，炙）3.3厘米，芫青14枚（入糯米同炒，米色黄黑，去头足翅）。

石蜥蜴，即山地之石龙子，药店多不备，须自捉捕，新瓦焙干待用。又芫青如无，可用斑蝥代之。

制法：研为细末，牛黄、麝香、犀角、朱砂、雄黄、禹余粮、巴豆，另研；余药合捣，重绢下筛，白蜜和丸，如梧桐子大。

用法：每服3丸，平旦空腹时温酒或热汤、生姜汤送下，取微下3000毫升恶水为度。若不吐利，更加1丸，或至3～5丸，须吐利为度，不得限以丸数。病强药少，即不吐利，更非他故。若其发迟，以热饮汁投之；若吐利不止，即以酢饮两三口止之。近病用多，积久疾病即少服，常以微溏利为度。

禁忌及调护：忌食陈臭生冷、酢滑粘食、大蒜，猪、鸡、鱼、狗、牛、马、驴肉，白酒，戒房事。一日服二补之，得食新米、韭根汁，作羹粥臛（音霍，肉羹也）饮食之。三四顿大良，亦不得全饱。产妇勿服之。吐利以后常须闭口少语，于无风处温床暖室将息。

方解：张璐《千金方衍义》曰："此方首治七种癖块……八种大风，种种诸疾。方中牛黄、麝脐，开关利窍，犀角、黄连，消瘀散热；朱砂、雄黄，镇惊豁痰，蜈蚣、蜥蜴、芫青，攻毒祛风；巴豆、芫花、甘遂、大戟、葶苈，破积利水；干姜、桂心、蜀椒、细辛，开痹逐湿；芎䓖、当归、芍药、蒲黄、紫菀，和血通经；桑皮、前胡、防风、黄芩、茯苓、桔梗，透表达气；人参助诸药力，禹余粮固诸药性，共襄搜根剔弊之功。凡系实症，便可谅用，不必拘以方剂等治也。余尝用治十年二十年痼疾，如伏痰悬饮，当背恶寒，无不神应；肢体沉重，腰腿酸痛，服之即捷，而坚积痞块，虽未全瘳，势亦大减，惜乎世罕知用耳！"

按：此方服后，以吐利为效征，则应以巴豆为主药，而以芫花、大戟、甘遂、葶苈破积利水之品为辅药，其余攻毒祛风通窍活血等，均为猛药。

患者服此丸一月后，大便只是有些溏薄，小便正常，从未见有下血块及排气或脓样物，小腹彭亨已消除大半，服到两月时，腹围即完全正常。此丸对此彭亨大腹的治愈，其机转如何，必定有其道理在。

大柴胡汤加味治慢性胆囊炎

李某，女性。患胆囊炎，右季肋部有自发痛与压痛感，常有微热，并出现恶心，食欲不振，腹部膨满，鼓肠嗳气，脉弦大。投以大柴胡汤加味［柴胡12克，白芍9克，枳实6克，川军6克，黄芩9克，半夏9克，生姜15克，大枣4枚（擘），金钱草24克，滑石12克，鸡内金12克］，连服7剂，食欲见佳，鼓肠嗳气均大减。再进原方4剂，胁痛亦轻，唯微热未退，改用小柴胡汤加鳖甲、青蒿、秦艽、郁金治之。

仲景《伤寒论》大柴胡汤，以柴胡疏解少阳胆经之热，更有黄芩助之。枳实合芍药能除心下郁塞感，大黄能诱导瘀热下行，半夏、大枣以和胃，重用生姜以制止呕恶；外加金钱草利胆清热，滑石利尿泄热，鸡内金克化积热。此方用以治黄疸症及胆结石亦有效。

辨证治疗急性肝炎

患者某，男性，40岁，住院号35745，干部，因精神疲乏，食欲减退12天，眼黄7天于1963年12月24日住院，病初头晕无力，不思欲食，恶心厌油，上腹闷胀，继则尿色深黄如浓茶状，最近7天发现身目俱黄，舌干口苦，不欲饮水，大便秘结，既往有高血压病。查体：血压120/80毫米汞柱，巩膜及皮肤明显黄染，心肺无异常表现，上肝界起自右侧第六肋间，下界于右肋下 1.0 厘米、剑突下 3.0 厘米可以触及，中等硬度，明显叩触痛，脾未触及，化验：总胆红质 9.7 毫克%，直接胆红质 5.9 毫克%，脑絮（－），麝浊 4 马氏单位，麝絮（－），谷丙酶 4160 单位。

入院后中医诊视：脉弦缓，舌苔黄腻，质红。口干苦而不欲饮水，尿黄赤，大便秘结，是湿热内阻，气机不畅，为阳黄热重之象，取苦寒泄热，淡渗利湿法，用茵陈蒿汤加陈皮、枳壳、厚朴、茯苓、滑石，服 3 剂后，大便仍干燥不行，脉数苔黄，乃改用茵陈蒿汤合栀子柏皮汤 3 剂后，大便转稀，饮食增加，舌净，脉数亦减，又用茵陈五苓散以通阳利湿，3 剂后，总胆红质下降至 4.25 毫克%，谷丙酶降至 2000 单位左右。继续服用原方 1 月，胆红质定量始终波动在 2～3 毫克%之间，未见继续下降，谷丙酶降至 400 单位左右。

住院已达 40 天，仍眼目微黄，身微刺痒，脉象沉数，舌苔薄黄，乃肝胆湿热未清，用龙胆泻肝汤清泄之，5 剂后身痒虽除，却见恶心纳减，上腹不适，舌苔薄白，脉弦，因服苦寒有伤胃腑，改用平淡之剂缓图之，以一味茅根煎汤内服代茶，一周后黄疸仍未见退，食纳不旺，舌净脉缓带弦，改投香砂六君子汤以健脾开胃，10 剂后，纳谷增旺，黄疸仅略见下降，胆红质减至 1.5～2.0 毫克%之间，谷丙酶在 300 单位左右。因脉弦，虑其肝邪未净立通络活瘀法，方用醋柴胡、归身、太子参、瓦楞子、橘叶、炙鳖甲、杭芍、郁金、丝瓜络、桔梗、陈皮、木香，一周后，黄疸终于全消，胆红质定量降至正常范围。但谷丙酶仍在 200 单位，因患者夙有失眠症，一向睡眠不好，夜寐易惊，舌苔薄白，舌尖略红，脉象两关浮大沉取略数，血压最近以来又见上升至140/100毫米汞柱，因而认为必须从杂病入手，不应胶执在肝功能的谷丙酶上，于是用《普济本事方》真珠母丸加减：真珠母、石决明、生龙齿、龙胆草、白蒺藜、青葙子、首乌藤、合欢皮、石菖蒲、茯神。一周后，不仅睡眠好转，谷丙酶亦降至正常范围，符合临床治愈标准，于1964年3月12日出院，共住79天。

按：本例恢复正常较一般急性传染性肝炎为慢，恐与年龄较大，夹有兼症（高血压病）和中期治疗辨证不够严谨有关。年龄大者一般恢复均较缓慢，在恢复阶段血压又复升高，睡眠长期不好兼症互见，以致影响病程，中期用茵陈五苓散治疗达一月之久，黄疸始终稽留在一定水平上，未能消失，是治疗不够灵活处，最后重视辨证治疗，本症兼症互治，才能痊愈出院。

肝炎后期仅剩眼目微黄，血中胆红质尚有少许未恢复正常时，似湿热已衰，不宜大剂苦寒清热利湿。否则徒伤胃气，造成恶心纳减，以致又需用甘温香燥之剂扶胃健脾，黄疸久久未清，病久入络，用通络活瘀法，黄疸始清，而谷丙酶仍未恢复正常，临床症状有血压升高，睡眠不好，且易惊，故先治睡眠用镇肝安神清热之真珠母丸加减，睡眠既愈，肝功能亦随之恢复了正常。这一点似乎有探讨的必要。因为凡是急性病一般都有它一定的病程经过，若日久迁延不愈，伴随着体力的困惫，在化验检查上常有某项功能不能够恢复正常。这时在临床上应当加以缜密的观察，如或是阴伤难复，或是阳虚莫支，或是余毒转化，或是湿停不去，或是久虚似邪，或是宿疾作梗等都应作全面的观察具体分析，不必囿于初发的急性病范围之内，更不必拘于某项化验的结果不正常，只要在辨证上使病无遁情，在施治上，抓住当前客观现实的主要矛盾，给以适当的处理，解决了主要矛盾，次要矛盾亦随之迎刃而解了。

泻心汤治疗肝炎腹胀

徐某，男性，42岁，军人，病历号36479。

病程较久，1958年8月起，食欲不振，疲乏无力，大便日2~4次，呈稀糊状，腹胀多矢气，曾在长春某医院诊断为慢性肝炎，治疗10个月出院，此后因病情反复发作，5年中先后4次住院，每次均有明显之肠胃症状，1964年元月住入本院，8月7日会诊，经治医师谓：肝功能谷丙转氨酶略高150~180之间，其他项目均在正常范围内。惟消化道症状，八个月来多次应用表飞鸣、胃舒平、消胀灵、薄荷脑、次碳酸铋、黄连素、酵母片、四环素等健胃、消胀、止泻与制菌剂治疗，终未收效；现仍食欲不振，口微苦，食已胃脘满闷腹胀，干噫食臭，午后脘部胀甚，矢气不畅，甚则烦闷懒言，大便溏，日2~4次，多至5次，无腹痛及下坠感，精神疲惫，不欲出屋活动，睡眠不佳，每夜3~4小时，少至2小时，肝区时痛。望其体形矮胖，舌苔白润微黄，脉沉而有力，右关略虚，为寒热夹杂，阴阳失调升降失常的慢性胃肠功能失调病症，取用仲景半夏泻心汤，以调和之。

党参9克　清半夏9克　干姜4.5克　炙甘草4.5克　黄芩9克　黄连3克　大枣4枚（擘）

以水500毫升煎至300毫升，去滓再煎取200毫升，早晚分服，日1剂。

药后诸症逐渐减轻，服至40余剂时，患者自作总结云：月余在五个方面均有明显改善，食欲增进，食已脘中胀闷未作，腹胀有时只轻微发作。此其一；精力较前充沛，喜欢到院中散步或做些其他活动，时间略长也不感疲劳，此其二；大便基本上一日一次成形，消化较好，大便时能随之排出多量气体，甚畅快，此其三；肝区疼痛基本消失，有时虽微微发作，但少时即逝，此其四；睡眠增加，夜间可5~6小时，中午亦可睡半小时许，此其五。多年久病，功效有进展。后因晚间入睡不快，转服养心安神之剂。

1965年2月5日再次复诊时，前症复作，仍处半夏泻心汤，10余剂后，效验不著，改服附子理中汤，7剂后，诸症不惟不减，反心下胀闷加剧，大便次数增多，复又用半夏泻心汤加茯苓，20余剂，获得显效，后来大便不实次数多及心下痞满，虽有因饮食或其他原因，时有反复，而在服用甘草泻心汤、半夏泻心汤的调理下，逐渐疗效巩固，于11月份出院。

按：本病例为一肝炎所致的肠胃功能失调，此次住院以来，虽曾反复地而且较长时间地应用西药治疗，均未获得满意效果，中药治疗后，短期内症状即基本消失，反映中药对调整肠胃机能有一定作用，惟诊断治疗必须丝丝入扣，前期措施可谓得当。后期之治，初服泻心10余剂不效，认为以往长期应用芩连之苦寒，阳明之邪热已清，惟余太阴虚寒，忽略了心下属胃与口苦胀闷为胃邪犹在之征，径用附子理中，适助其热，致病情加剧，后改泻心，又奏卓效，二方之治，一在脾，一在胃，一在温中补虚，一在和解寒热，应用时当注意。

通阳淡渗法治疗肝炎湿滞

例一 刘某，男性，15岁，河北省唐山市人。

患者病慢性肝炎，经久不愈。于1972年4月5日来诊。现症脘胀纳差，别无所苦。脉诊左部略数，望诊舌苔微白而润，触诊肝大3厘米，化验：谷丙酶380单位，麝浊10单位。喜食水果。诊断认为湿滞上中二焦。治取温运脾阳兼化肝瘀，六君子汤加味主之。

处方：太子参6克 茯苓9克 白术9克 炙甘草4.5克 法半夏6克 陈皮4.5克 生姜6克 大枣3枚（擘） 瓦楞子9克 青橘叶6克 茜草根6克 旋覆花6克（布包） 连服10余剂再诊。

5月5日二诊：上焦脉大，身发热，脘闷稍减，舌苔白而润，湿象仍显，谷丙酶降至144单位，改用吴鞠通三仁汤，加补气活血药。

处方：苦杏仁6克 薏苡仁6克 白蔻仁3克 梗通草3克 滑石粉9克 川厚朴3克 法半夏6克 淡竹叶9克 青连翘9克 嫩白薇6克 当归尾9克 太子参6克 甘草梢3克 嘱连服数剂。

6月5日，三诊：谷丙酶降至80单位，麝浊7单位，肝肿大消失，脘闷已去，唯脉尚滑。仍依原方去连翘加旋覆花6克，以蠲痰湿而巩固疗效，并嘱少食水果以免积湿。

例二 1964年底，曾治疗一患儿，男性，2岁，于5月8日住某医院，住院号37677。

患儿因食欲不振，发烧，肝功能异常20余天而就诊。诊断为急性无黄疸型传染性肝炎。经西医一般治疗，先后用葡萄糖醛酸内酯、肝宁片等，共治疗5个月，症状消失，谷丙酶从1160单位下降至300～400单位后，固定不动达四月之久，乃停西医治疗，延中医会诊。当时患儿毫无所苦，眠食二便均如常人。乃细心检查其全体，结果发现其上腹部皮肤较他处为热，且有脉象滑大，指纹略青，舌苔白，舌质红之表现。认为是肝胃二经蕴有湿热，即用三仁汤清泄之，10剂后，热感减轻，舌红苔白见退，原方加入白薇以清余热，又因患儿不喜肉食，加焦山楂、砂仁以助运化，继服25剂，谷丙酶由485单位降为152单位。仍以原方调治，终于使谷丙酶降为125单位而出院。

此患儿在中医会诊时，已无自觉症状，只有谷丙酶偏高持久不降。但详加诊察后，发现脘部扪之觉热、脉滑、舌红等，可作中医施治的根据，进三仁汤49天而痊愈。假使没有腹候、脉候、舌候之详细诊视，则不能找到治疗的目标，势必杂药滥投，很难期其必效。

按：吴氏三仁汤，以三仁之苦辛淡渗，宣壅降气，破滞利湿为主要药；以滑石、通草甘淡渗湿为次要药；更佐以厚朴、半夏苦降辛开，泻满消痞，和胃调中；使以竹叶，分消湿热。此方总的作用，能开上中二焦之滞气，气畅则湿热无所附丽而病邪自去，肝功能不期其恢复而自然得所恢复。

慢性肝炎，是缠淹难愈之症，尤其是脘闷胁痛之证候久久不除，谷丙酶单位高久久不降。此二例曾服过多种治肝炎药物，迄不能生效，而在均取淡渗通阳利湿之三仁汤为主的措施下，即出人意外地迅速降低了谷丙酶，其他症状亦随之消失。这充分说明了中医辨证明确，施治才能中肯，疗效才能显著。但这里需要清楚，三仁汤是针对湿滞之方，而不是针对谷丙酶单位高之方——即三仁汤是治湿滞之有效方，而不是治谷丙酶高之有效方。这是中医辨证论治之优越性，“伏其所主，先其所因”，果能辨证准确，则有的放矢，不愁发射中鹄。

大柴胡汤合小陷胸汤治黄疸痞满

姬某，男性，年33岁。患慢性肝炎，经某医院治疗，已一年余，仍有轻度黄疸不退，谷丙酶高达1570单位，于1971年6月15日会诊。切其脉左关浮弦，右脉滑大，望其舌中部有干黄苔。自诉胁微痛，心下痞满。综合脉舌证候，是少阳阳明并病而阳明证重。选用大柴胡汤，治少阳蕴热之黄疸与阳明痞结之胀满，更辅以涤热散结专开心下苦闷之小陷胸汤。处方：

柴胡9克　枳实6克　白芍9克　川军6克　清夏9克　黄芩9克　生姜12克　大枣4枚（擘）　糖瓜蒌30克　川黄连3克　水煎服，7剂。

6月22日：复诊，弦滑脉见减，舌黄苔见退，残余黄疸消失，痞满稍舒，谷丙酶降至428，是方药已对证，续进10剂，谷丙酶正常，出院。

按：大柴胡汤为治“少阳证少，阳明证多”者，能消除严重性胸胁心下郁窒感，舌多干燥有黄苔，易便秘，腹肌紧张。因少阳证少阳明证多，故去小柴胡中之参草，以免助阳窒胃。大黄与芍药配合使用，可以治腹中实痛；枳实、芍药配合使用，可以治腹痛烦满不得已。本方有解热、泻实、除烦、缓痛诸作用。

关于小陷胸汤，程知云："以半夏之辛散之，黄连之苦泻之，栝蒌之寒润涤之，皆所以除热散结于胸中也"。何廉臣谓："此汤是苦辛开泄法，治伏火熏蒸津液，液郁为痰者。此法与苦寒清泄有别，清泄是直降，一意肃清伏火；开泄是横开，兼能清化痰浊，分际最宜斟酌。叶天士所谓舌白不燥，或黄白相间，或灰白不渴，慎不可乱投苦泄，虽有脘中痞痛，宜从苦辛开泄是也。"

这一病例，按中医辨证，左脉浮弦为柴胡汤证，右脉滑大为陷胸汤证，因之取大柴胡汤小陷胸汤合剂治之，残余黄疸很快消失，自觉脘满亦基本解除，同时谷丙酶亦随之下降至正常。由此见到经方若能用之得当，确能取到如鼓应桴的捷效。

辨证治疗脾胃阳虚型慢性肝炎

白某，男性，39 岁，住院病历 41193 号，于 1964 年 1 月 24 日初诊。患慢性肝炎 6 年，两胁间歇性疼痛，大腹胀满，纳食乏味，嗳气频频，肠鸣矢气，大便溏薄，一日二次或隔日一行，曾先后 5 次住院。经保肝，丙酸睾丸酮等治疗后，均可获暂时效果，工作一紧张辄又复发。曾用柴胡疏肝散等方治疗亦无显著效果。诊得六脉虚迟无力，舌胖大，苔腻而浮，缘起病于早年饥饱劳役，脾胃升降失职，健运无权，恰与《金匮要略》"呕而肠鸣，心下痞者，半夏泻心汤主之"之证相符，则予：

法半夏9克　萸炒连3克　枯黄芩9克　干姜片6克　炙甘草6克　潞党参9克　大枣（开）4枚

二诊：1964年2月29日，前方日服1剂，一月来纳差、肠鸣、矢气等症状已大为减轻，但仍有腹胀胁痛，舌脉同前，拟《伤寒论》厚朴生姜半夏甘草人参汤：

厚朴9克　生姜6克　半夏6克　党参9克　炙甘草6克

三诊：又服药20剂，腹胀大减，基本消失，除胁有隐痛之外余症均除，脉象较前有力，精神充沛，出院返四川工作，嘱再服一段时间半夏泻心汤及补中益气丸为善后调理。

按：本例慢性肝炎的治疗，亦与一般常法不同，患者断续病程6年，见腹胀纳差，肠鸣便溏，六脉虚迟无力，舌胖大等症，虽有胁痛，按舒肝理气法用柴胡疏肝散治疗不效，则说明非"肝胃不和型"，而为脾胃阳虚之证，先用半夏泻心汤以"辛开苦降法"为治，经服药月余纳差、嗳气、肠鸣等症大为好转，然腹胀不效，六脉如前，则说明脾阳衰惫转甚。《伤寒论》："发汗后，腹胀满者，厚朴生姜半夏甘草人参汤主之。"所谓"发汗后"是指其病因为汗后伤及脾阳所致，本例虽未发汗，但病程6年之久，具有明显脾阳虚衰，顽固性"腹胀"，六脉虚迟无力。病因虽异，其证候相同，故改用厚朴生姜半夏甘草人参汤之后，20余剂即又进一步获得明显效果。

圣愈汤补养法治肝血虚型慢性肝炎

陈某，男性，41岁，于1974年3月10日来诊。

主诉：自1970年6月14日经某医院检查肝功能，谷丙转氨酶340单位，麝浊5单位，麝絮（+），肝大1.5厘米，质软。诊断为“肝炎”。连服中西药两月余，8月复查，谷丙转氨酶400以上，麝浊20单位，麝絮（++++）。医生谆嘱绝对禁止活动，服中药多剂无效。4月份又就诊某中医院。

自1970年9月1日至1973年春，化验检查肝功能，谷丙转氨酶一直在600以上不降。1973年10月份肝扫描，怀疑初期肝硬化，在长期治疗中，医生因舌苔黄白，认为是湿热久郁，频投清热利湿、活血化瘀之剂，到1974年春，前后服中药达千余剂之多，未获显效。1974年3月9日检查，谷丙转氨酶480单位，麝浊13单位，麝絮（+++）。

诊其脉左寸关沉紧，舌嫩红有纵横小裂纹，有时渗出稀血水，牙龈亦出少量血，服破血药时更甚，肝掌。自幼有手抖唇颤宿疾。

左寸关脉沉紧，舌有裂纹，是久病肝气郁结兼有虚寒之象，虚寒是与长期服大量清热化瘀之剂分不开的，出稀血水，服破血药更甚，是气乏摄持之力，血有脱象，舌嫩红系阴虚血弱之征。

清化治法既不效，且有副作用，主要矛盾已形成血虚欲脱、气馁无权之候，应以补血益气之剂治之。投以李东垣的圣愈汤。

当归15克　白芍12克　川芎6克　熟地黄15克　黄芪15克　党参9克　水煎服。

本方取参芪配四物以治阴虚血脱之症。因阴阳互为其根，阴虚则阳无所附；气血相依，血脱则气无所归。然阴虚无骤补之法，计在培阴以藏阳，若血脱有生血之机，必先补气以帅血，本方补血益气并重，是“阴生阳长，血随气行”之理。这六味都是醇厚和平滋润之品，能疏通气血，调和内外，视八珍、十全大补等方为优。

4月25日二诊：脉左关弦细，弦为阴脉，细则血虚，舌嫩红稍好，仍有裂纹，牙龈尚有血，口干，肝仍大，检查：谷丙转氨酶为170，麝浊8单位，麝絮（++）。患者4年以来，首次肝功能好转。仍予原方加丹参以助四物活血祛瘀生新。并每日服大黄䗪虫丸1丸。

7月10日三诊：服前方50余剂，除手抖、唇颤痼疾外，症状均减轻，检查肝功能已完全正常，精神旺盛。因左关脉仍稍弦，舌裂处有时出血，仍日服大黄䗪虫丸1丸（分两次服下），继续观察。

按：慢性肝炎病的治法，一般多采取清热利湿化瘀为主，在初、中期是有效的。若病程过长，甚至3～5年不愈并有肝硬化倾向者，则应考虑是否久服清利克伐之剂有伤及气血、损及阴阳的副作用。在脘闷胁痛（多刺痛）的情形下，纵有瘀滞症状与肝功能不正常，亦宜顾及是无力康复，或正虚似邪，宜慎重投药。果有虚象，则如四物养血，相应加入他药，可以消除症状，恢复肝功能。这一医案以圣愈汤补养剂治疗慢性肝炎有转入肝硬化趋向之患者，收到满意的效果，关键在辨证论治。

加味抑肝散治疗慢性肝炎

宋某，女性，56 岁，干部。自 1956 年起患慢性肝炎，肝区胀痛，肝功能不正常，肝大 4～8 厘米，十七年来屡治未效，于 1972 年 8 月来诊。切其脉左关浮弦，视其舌苔白润，舌边不红绛，是肝阳虚衰之候，以致寒湿凝滞于肝脏，不能自行化解。而前者又多服苦寒解毒之药，不仅泛而无当，不中病情，反而寒凉助长寒湿，故使肝大久久不愈。又肝为血脏，有瘀血久积，以致肝大者甚多，投以活血化瘀，则逐渐缓解而消，但此证脉不涩，舌边不紫绛，胁无刺痛感，瘀血证不具，投祛瘀药亦无的放矢。既属肝阳虚，治宜用逍遥散加味，但嫌方中芍药微寒性阴，有碍阳虚，不如抑肝散以川芎易白芍，有化解肝郁之作用，因投予加味抑肝散作汤用。

处方：当归身 9 克　川芎片 6 克　双钩藤 9 克　北柴胡 9 克　白术片 9 克　云茯苓 9 克　清半夏 9 克　广橘红 6 克　炙甘草 4.5 克　水煎服。

患者服药 27 剂后，症状好转，肝肿大见缩小，又按原方续服 20 剂，肝功能恢复正常，肝脏已不肿大。

此方以后投予肝炎久不愈，功能不正常，胁痛脘闷，肝稍肿大，证属阳虚者，加入瓦楞子 12 克，橘叶 9 克，效果尤迅捷。

此方原出王肯堂《证治准绳》，后人加入半夏、橘红尤有显效。日人大冢敬节有方解云：“此方乃四逆散变方之抑肝散加陈皮、半夏……方中钩藤，乃镇痉药，能平肝木，治手足拘挛；当归能润肝血；川芎能疏通肝血，与柴胡、甘草、钩藤配伍，能缓解肝气亢进；茯苓、白术，能消导胃中水饮；陈皮、半夏，能去痰饮。根据以上目标，应用于神经衰弱症、癔病、发于妇人更年期障碍之神经症、中风、夜啼、疲劳症、四肢痿弱症、妊娠性剧吐、小儿痫症等”。

瓦楞子，味咸性寒，朱丹溪谓化痰积，消血块。橘叶苦平气香，能宣胸膈逆气，消肿散毒。二药均入肝胃，合之其力尤峻。

真武汤治浮肿

康某，男性，患四肢浮肿，易冷，下肢尤甚，小便少，小腹作胀，脉沉微。投予真武汤（茯苓12克，白术12克，炒白芍9克，炮附子9克，生姜9克），4剂后，小便见多，再续予数剂，浮肿见消，唯夜间下利，改用实脾饮以止泻，兼防浮肿再现。

仲景《伤寒论》真武汤，又名玄武汤，为回阳去水之重剂，是少阴经之主方。能壮元阳以消阴翳，逐留垢以清水道。方中茯苓、白术补脾利水能伐肾邪，附子回阳以壮真火逐虚寒，生姜温散停水；尤妙在佐以芍药之酸收，亟敛阳气归根于阴，即所谓“补阳必须兼和阴”。

适应症：一般生机不足，代谢功能低下，“水气”停滞下腹部，目眩心悸，手足易冷，下泻水样便等。

曾用此方治慢性肾炎晚期之尿毒症，证见头晕心悸，肉瞤动，呕逆，小便不利。认为头晕心悸是水气上凌；肉瞤动是水袭肌肤；呕逆是胃受水毒之干扰；小便不利是膀胱尿潴留而不下，都合乎少阴病有水气之征。投以真武汤能使小便通利，使一系列症状减轻。

炙甘草汤治心动悸脉结代

王某，男性，患心动悸症，脉小弱无力，两腿酸软，予以炙甘草汤［炙甘草12克，桂枝9克，生姜9克，麦门冬18克，酸枣仁9克，人参6克，阿胶6克，生地黄48克，大枣10枚（擘）。以水4盅，酒3盅，先煮8味，取2盅，去渣，纳阿胶化开，分2次温服——《伤寒论》方］。4剂而两腿觉有力，再4剂而心动悸基本消失。

忆及在1945年时，曾治愈一心动悸脉结代之患者。当时同学王继述在侧，曾讨论过用此方治此病之究竟，他有整理笔记，现节录在下面：

刘某，男性，患脉结代心动悸症。初就诊于某医，服药3剂未效，来师处求治。师索观某医之方。则是仲景炙甘草汤。诊其脉，结代，问其自觉症，心动悸，的确是炙甘草汤证，因何不效？见师凝视细审前方，递给于我说："你来看，此方证既对，因何不效？"我看了许久，不知所对，请示于师。师曰："此所用方虽完全取于仲景，但还有一间未达，关键在于用量上。仲景方药不传之秘，在于用量，随处可以体会得到，而此方尤显。"

今先究其脉结代心动悸之病机。炙甘草汤在仲景

《伤寒论》治“伤寒脉结代心动悸”。脉何以结代？血气衰微，血液不能充盈脉管，更有病邪续行阻滞，同时心脏又无力激动血脉，则其搏动不能依次而前，所以现结代之脉。心何以动悸？悸则心动，即虚里部位跳动不安，营血既亏，心无所养，真气以馁，则心惊，脏神不宁，所以现心动悸之证。结代为炙甘草汤之脉候，心动悸为炙甘草汤之腹候，所以谓前医投方无误。

兹再论炙甘草汤之方义及用量。仲景炙甘草汤以炙甘草为名，显然是以甘草为君，乃后世各注家都不深究仲景制方之旨，竟退甘草于附庸地位，即明如柯韵伯，精如尤在泾，也只认甘草留中不使速下，或囫囵言之，漫不经意。不知甘草具“通经脉，利血气”之功能，载在陶弘景《名医别录》，而各注家只依从甘草和中之说法，抛弃古说不讲。顾甘草命方，冠诸篇首，日人丹波元坚还知注意。若方中大枣，无论中外医家，则多忽而不谈。不知此方用大枣至30枚之多，绝非偶然，在《伤寒》、《金匮》诸方中，大枣用量居多者，惟此方为最。而本方中药味用量之中堪与比肩者，惟生地黄为500克。考大枣《神农本草经》主“补少气，少津液”；可互证此义者，在仲景十枣汤用10枚煎送甘遂等峻药，皂荚散、葶苈大枣泻肺汤，也用枣膏，大枣量很重，都是恐怕峻药伤津，为保摄津液而设。生地黄《神农本草经》主“伤中，逐血痹”；《名医别录》主“通血脉，利气力”。则大枣、地黄为辅助甘草“通经脉利血气”之辅药无疑。乃柯氏只认大枣与生姜相配，佐甘草以和营，直看作如卒徒之侣，不知仲景在大枣生姜相配之方，从未有如此方为30枚者。此方生姜是合人参、桂枝，酒以益卫气，各有专职，非寻常姜枣配伍之例。前医把炙甘草汤各味药量平列起来，而欲取复脉之效，何怪其无验。

问曰:“此方以胶、麦、麻、地、草、枣为补益营血，以参、姜、桂、酒为补益卫气，使阳行阴中，脉得以复，则已有领会。唯用阴药则大其量，而阳药用量反不及其半，还不能理解?”所问正是关键处。阴药非重量，则仓卒间无能生血补血，但阴本主静，无力自动，必凭借阳药主动者以推之挽之而激促之，才能上入于心，催动血行，使结代之脉去，动悸之证止。假令阴阳之药平衡，则濡润不足而燥烈有余，如久旱之禾苗，仅得点滴之雨露，立见晞干，又怎能润枯泽槁呢?此方煮服法中以水酒浓煎，取汁多气少，其用意也是可以理解到的。

用量的多寡，在一个方剂里的配伍上极关重要，因它有相互依存、相互促进、相互制约的作用，需要后学细心体会，才能得到。例如仲景用黄连健胃则仅用30克（合现在一次服用量3克），如半夏泻心、生姜泻心等汤是；下利便脓血则用至180克，如葛根黄芩黄连汤、白头翁汤是。这是普遍规律。又如石膏，配知母治阳明大热症，则用量为500克，知母量为180克，名白虎汤，成三与二之比；配麻黄治手太阴咳喘症，则用量为250克（如鸡子大也等于250克），麻黄量往往为120克，成二与一之比。后人对于配伍用量不知讲求，石膏一味，也名白虎，配伍麻黄，量亦相平，大枣动则4枚，甘草只缀于方尾，统轻微其量，无怪古方虽对，而效验难期，反谓古方不适用于今人，古人实不负其责。

用此方曾治友人徐某之姊咳喘，涎唾多，心中泛泛恶恶者，服 3 剂即愈。

叶天士常用此方治荣卫亏损之全半身麻感症，效果颇著。近年许多临床医生用治于一些心脏病脉结代，也收到一定的疗效。

适应症：心悸亢进（或有脉结代者），皮肤枯燥，容易疲劳，手足烦热，口干，大便秘结等。

加味冠通汤治胸痹

刘某，女性，年 32 岁，于 1971 年 12 月 18 日就诊。

风湿性二尖瓣狭窄患者，自诉 11 月 3 日曾发生脑栓塞，清晨一起床，发生右半身麻木瘫软，不会说话。经过针刺，2 小时后，恢复了右半身活动和说话。

此后的症状，是胸闷气短，天阴更觉胸膺发憋，性情急躁。

切其脉，左部滑。投予加味冠通汤。处方：党参 12 克，当归 12 克，薤白 18 克，红花 9 克，延胡索 12 克，广郁金 9 克，丹参 12 克，糖瓜蒌 24 克，鸡血藤 24 克。水煎温服。

服药数剂，胸闷气短见轻，因继续服之，原方共服了 100 余剂，始停药休息了 3 个月零 3 天，就已能坚持上班 8 个月，精神很好，吃饭睡眠都很香甜。

1972 年 9 月 28 日复诊：症状右手指麻木，先从末梢麻起，而且先从小指、二指、中指依次麻起，性情仍急躁，右手腕发软，写字快了就自己认不得。为疏三痹汤，嘱她多服几剂以善后。

按：本方瓜蒌性润，用以涤垢腻之痰；薤白臭秽，用以通秽浊之气；合以党参补气，当归和血，使胸痹得开，心痛得止。更入化瘀生新之品，以理宿疾，如：丹参走心经，为理血之专品；红花能行散，破瘀活血；桃仁性平而润，治血闭血瘀。加郁金辛香、延胡索辛温，均为血中气药，郁金宣气化痰，入上焦，能祛心窍中之痰涎恶血；玄胡行血中之气滞，使气顺而血调。仲景治胸痹证，多用栝蒌薤白剂；王肯堂《证治准绳》认为心痛是“死血作痛，脉必涩，作时饮水下，或作呃，壮人用桃仁承气汤下，弱人用归尾、川芎、牡丹皮、苏木、红花、玄胡索、桂心、桃仁泥、赤曲、番降香、通草、大麦芽、穿山甲之属。煎成，入童便、酒、韭汁，大剂饮之”。本方师《金匮》、《准绳》方义，对证用药，缓以持之，其效自可期待。

《素问》痹论谓，人体阳气少阴气盛，则容易得痹证，即阳气功能虚弱，脏腑功能不足，尤其是上焦多产生阴寒证候。寒凝气滞，寒是阴邪，寒凝则在气液易成痰浊，在血则凝滞为瘀。仲景治胸痹是温通气液，祛逐痰涎，《准绳》治心痛是温化死血，流通血脉，是在《金匮》治法的基础上有所发展。本方的拟制是合两法而一之。

凉肝法治疗高血压眩晕

梁某，男性，45岁，1958年10月4日初诊。自诉头晕胀痛已七年，每因劳累或情绪波动而加重。去年以来偶有心悸耳鸣。素嗜烟酒，宿有咳嗽。诊见舌红无苔，左寸盛尺弱，余部沉牢，血压 188/102 毫米汞柱。投以百合、生地、菊花、草决明、夏枯草、白芍各 12 克，桑寄生 9 克。3 剂后头晕大减，血压下降为 148/88 毫米汞柱。再以白薇、龙牡出入其间，20 剂后头晕头胀悉除，血压稳定在 148～150/88～90 毫米汞柱，终止治疗。

本例遵《内经》:“诸风掉眩，皆属于肝”之论，以凉肝之法获效。因肝失条达，郁久生热，邪热循经上额至巅，遂致头重高摇。然眩晕亦有因痰因虚而作者，何以别之？试观其情绪波动则加剧，舌红无苔，即为的候。临证之际善于从微细处着眼，使得病无遁情。

丹栀逍遥汤为主治疗高血压脑病

赵某，女性，25 岁，因身体浮肿，小便短少，反复发作凡七月，于 1955 年 12 月 22 日住入北京某医院。

病史：1955 年 4 月曾发现全身浮肿，小便短，经住医院治疗后浮肿消退出院。但不久复发，尿中蛋白经常存在，院外治疗效果不满意而要求住院。既往易患感冒及扁桃腺炎，其他病史从略。

检查：慢性重病容，颜面苍白，眼睑浮肿，颈软，心音正常，右胸叩音浊，呼吸音减低，腹软，无明显腹水征，肝在肋缘下一横指，脾未触及，下肢呈凹陷性水肿，膝反射存在。血压：105/85 毫米汞柱，血色素 13 克，红细胞 329 万，尿蛋白（+++），管型少许，酚红试验 5%。

入院后第 12 天，感冒之后，血压升至 196～200/

134～160毫米汞柱，非蛋白氮为49.8毫克%，CO_2结合力49容积%，眼底检查有蛋白渗出。病人感到头痛，头晕，恶心，呕吐，躁动不安，逐渐昏迷，四肢抽动，喉有痰声。诊断为慢性肾炎合并高血压脑病，西医治疗无效，乃邀中医会诊。

初诊时，患者症状表现同前，脉弦，苔黄，乃用丹栀逍遥散加减进治，药用：丹皮、山栀、当归、白芍、杭菊、桑寄生、夏枯草、女贞子、橘皮、竹茹、炙草，2剂。二诊时，见患者神志渐清，诸症悉减，惟胃呆不纳，故仍从原方加减，药用：当归、白芍、山药、茯苓、菊花、桑寄生、竹茹、牡蛎、鸡内金、炙草。再进两剂。病情续有好转，胃能纳谷，神志全清，惟烦躁不寐。三诊时，改用酸枣仁汤治疗。高血压脑病脱险之后，则用黄芪、党参、茯苓、炙草、桑寄生、牛膝及六味地黄丸等从本图治，以善其后。经过几次会诊，血压降至96/70毫米汞柱，一般情况良好。

患者入院两周后，感到头晕，头痛，恶心，呕吐，躁动不安，喉有痰声，终至昏迷抽搐，脉弦数，苔黄。显系肾病日久，肾亏不能涵肝，肝阳化热，痰火内闭，病情危在旦夕。顾病之本虽在肾，当时之处理，若从肾治，则一时不能缓肝之急，故遵古人“急则治标”之训，先从肝治。方用丹栀逍遥散加减，养肝熄风，消化痰火。两剂之后，病情大有转机，足见药已对症，故仍秉原方加减。三诊时见病人神志虽清，但烦躁不寐，是外越之阳尚未入阴，故用酸枣仁汤养肝安神。病情脱险之后，乃转入治本之法。回顾本例治疗成功的原因，是运用了辨证施治的原则，根据当时的病情，抓住从肝阳图治的环节，自始至终，方针不变，故能转危为安，得到痊愈。

补虚祛风法治疗眩晕症

麻某，女性，48岁，于1974年3月19日来诊。

主诉：患眩晕症四年之久，闭经已四年，汗出，经常晕倒仆地，恶心，有时呕吐，血糖75毫克%，诊断为低血糖症，久治未愈。

切脉，沉取粗大，观舌，质淡、舌本有薄白苔，血压100/70毫米汞柱，躯体肥胖形，不任劳累。

眩晕，头目昏眩而昏厥之谓，属于虚者十之八九。原因多种，《内经》谓“诸风掉眩，皆属于肝”，仲景则以痰饮为先，河间、丹溪谓：“无火不晕”，“无痰不眩”，多因脾胃气虚，痰聚中焦而上泛，火借风力而飞扬，痰火乃其现象，气虚是其本质。细询患者，起初因劳倦过度兼汗出不止而得，舌淡是脾阳虚，而舌本苔白，脉大是运化失权，纳入之水谷，不化精微而酿成痰湿，弥漫中焦，遭肝风挟持时时泛滥上冲眩晕仆倒，持久难愈。治取健脾涤痰为主，辅以补虚泻火祛风。李东垣半夏白术天麻汤主之。

姜制半夏45克　炒白术30克　麦芽45克　炒神曲30克　米泔浸苍术　党参　蜜炙黄芪　陈皮　茯苓　泽泻　天麻各15克　干姜9克　酒黄柏6克

共为粗末，分成30包，宗东垣法小量久服，避免脾胃久虚，不能多纳，缓缓治之，以便由量变达到质变，每服9克，煎2次，合在一处，分2次饭后半小时至一小时温服之。

本方以补脾胃为主，取半夏和胃以化中焦之湿痰，痰多阻滞，则以神曲、麦芽消之；痰系水湿，则以二术、苓、泻利之；究其痰湿之来，因脾胃虚弱，呈无力倾向，以致中焦停痰蓄饮，上冲而头目眩晕，则以参、芪之大力补气，合术、苓以健脾，干姜温脾，橘皮行气，黄柏清火，天麻祛风，培本治标兼顾并进，适用于脾胃虚弱，慢性头晕、手足倦怠。

7月27日复诊：服上方3料，共90包，头晕汗出基本痊愈。月经来一次，少量。不久前因劳累，又复汗出恶风，心慌心跳，为疏保元生脉汤：

生黄芪15克　党参12克　桂枝9克　炙甘草9克　麦门冬12克　五味子6克

嘱煎服数剂，以止汗而补气，善后。

又张某，男，56岁。于1974年5月7日来诊。

主诉：于1960年开始头晕目眩，曾在1963、1964年因施治得愈，后因工作劳累又复发。发时在晨起经常出现，走路时则眩晕欲仆地，必抱持身边人或物得免，瞬时即平复，耳鸣，乘车不敢面向后，行走身摇晃，不敢自行过马路，时时有头重脚轻之感；汗多，稍一体力活动或精神紧张则出汗、增重眩晕，多数是出冷汗；鼻多清涕，晨起喷嚏则尤多，有时带血，血压偏低，一般在90～100/60～70毫米汞柱之间，总胆固醇300～360毫克%，长期低烧，体温37.3℃～37.6℃，并有腰、腿部关节炎，增生性脊椎炎，肺气肿，眼底视网膜动脉反光增强。

综合各种病情及脉舌现象，是气血两虚，脾胃阳气不足，自身缺乏控制能力，所以出现种种不足病变。以治内耳眩晕症验方投之。

酸枣仁15克　怀山药15克　桂元肉15克　当归15克　五味子9克

5月22日二诊：服前药6剂，16日曾大晕一次，但无倒转感，症较前轻，脉舌同前，为处李东垣半夏白术天麻汤，为粗末，每日服12克。

6月5日三诊：服上方又晕一次，但较轻，血压同前。仍服前方，因脉微气虚，加重参、芪量。

6月25日四诊：头晕大减，脉虽小而见有力，一周以来，精神觉旺，前方加太子参继服。

8月1日五诊：服药月余，只轻度眩晕一次，能走路，食量增加，精神好，宿疾都见轻减，眩晕基本痊愈，但脉仍小弱，用东人参易太子参，再制一料服之。

柴胡加龙骨牡蛎汤治疗顽固性癫痫病

朱某，11周岁，女孩，北京昌平人。在出生时，因难产用产钳助生，生后脑顶巅左侧有一个隆起疙瘩。哭闹呕吐甚剧。一周之后，逐渐好转。

2~3岁时发现坐时，有时出现两腿并紧，伸直两手插在腿间，脸胀得通红，发呆，呼之不答，发病前后烦躁，犯过则一切正常。

4岁左右，诊断为非典型性癫痫。开始服咖啡因及鲁米那，两年多以后不再发病，8岁多又有小发作，改为不自主口作吸吮，眼角眉毛上吊，有时在睡前腿和手并紧伸直，继服鲁米那，但经常发作。

1969年6月份除用鲁米那外并用针灸，经过多穴位针刺治疗，却发生精神异常兴奋，有抽搐舞蹈动作。再进行同样针刺，针未取下就又抽搐舞蹈起来。医生不敢再行针刺治疗。

8 月份一个月在家吃民间偏方，有时也请医生诊治均未见效。每天抽搐 10 次左右，最严重时达 20 许次。由于抽搐频繁，致使精神不正常。

9 月 6 日到北京某医院看急诊，在急诊室即发作两次，医生诊断为癫痫运动性发作。予鲁米那和苯妥英钠，发作仍不止。

12 日又去急诊，发现眼颤，停苯妥英钠，改用鲁米那和米苏林。每日犯病 10 次左右，病情越发越增剧，无可奈何在 22 日送入精神病医院。住院期间使用大量苯妥英钠和鲁米那等，抽搐得到控制，于 10 月 13 日出院。出院时颠跛不能走路，也不能吃喝。16 日又去北京某医院急诊室诊断为苯妥英钠中毒，两天后好转。出院不久，犯病次数骤增，经加重药量，至 1970 年 2 月 2 日始停止发作。

2 月底上学后又复发，3 月 1 日又去某医院急诊室住 5 天，以较大量鲁米那控制，但出院后神智不清，昏迷嗜睡，不思饮食，不会穿衣、吃饭、走路。时而大犯，时而小犯。

1970 年 5 月 17 日，来院就诊。患儿病程漫长，病情复杂。

这个患儿的病情，病程和治疗经过，都很具体，可供参考。

《素问 · 奇病论》云：痫风“得之在母腹中，其母有所大惊，气上而不下，精气并居，故令子发为巅疾也”。又说：“诸风掉眩，皆属于肝”。孙思邈《千金方》

"其一月四十日已上至期岁而痫者……病先身热，掣疭惊啼叫唤而后发痫。脉浮者为阳痫"。明·鲁伯嗣《婴童百问》："发痫者，小儿之恶病也。幼小血脉不敛，骨气不聚，为风邪所伤，惊怪所触，乳哺失节，停滞经络而得之。其候神气怫郁，瞪眼直视，面目牵引，口噤涎流，腹肚膨紧，手足搐掣"。患儿难产出生，哭闹呕吐，是初生已有痫风之朕兆，到两三岁时，腿臂直紧，脸涨红，神发呆，是婴稚已露痫风之端倪。四岁就医，断为癫痫，药投镇静，暂得平安。八岁又经常发作。明·王纶《明医杂著》有云："小儿惊药，皆些小丸散，多峻厉，取其易于成功，以之治肝、心有余之证，对病则可，中病宜即止，不可以为常也"。祖国医学认癫痫病为肝所致，肝性刚，最忌刚药压制。

此时患儿每日犯病10次左右，每次发作长达约半小时，至短约10分钟。主要症状是，手脚乱颤，两眼直视上吊，两腿上弯，骤然下挺，脚伸直，反复多次；或角弓反张，腹部挺起一尺多高；有时喊叫、昏迷、乱指乱动；有时在地上来回行走，呼叫不应。这些都表明是肝阳横逆，上扰清窍，蒙蔽灵明，切其脉浮弦而滑，证属阳痫，不可强制，唯宜取和解之剂，以协调而使之驯服，并辅以摄纳之品，以育阴潜阳，柔以制刚，才能符合"因势利导"之旨。乃取张仲景柴胡加龙骨牡蛎汤：柴胡9克，黄芩4.5克，桂枝9克，半夏9克，党参9克，生龙骨24克，生牡蛎24克，茯苓9克，生川军9克，生姜6克，大枣（擘）3枚，予之，嘱服20剂。

这一方剂，仲景谓治"胸满烦惊"，日人尾台榕堂《类聚方广义》谓此方能治狂症痫症，日人中神琴溪《生生堂治验》载有以此方治愈一妇女幼患癫痫，长而益剧，日晕倒一二次的验案一例。柴胡加龙骨牡蛎汤，是取小柴胡汤而去甘草，以调和肝胆，加桂枝抑上冲之气，龙、牡是摄纳浮阳之要药，且龙、牡得半夏与所加之茯苓，能豁肝胆之惊痰，又导以大黄，则痰滞更得下行。去铅丹不用，是恐久服中铅毒，而疗效不减。总的方义，是和解肝胆，协调上下，潜阳熄风，因势而利导之，使窒滞之机得畅，横恣之势得柔，争取到定癫平痫之效果。

6 月 17 日第二诊，服前药后，痫发每日减至 6 ~7 次，时间也有所缩短。因就原方加紫贝齿 15 克，增益龙、牡收摄浮阳之力，因大便稍溏薄，以熟军 3 克易生军。

7 月 1 日第三诊，前药服至 6 剂，犯病次数减至 5 次，以后逐日递减，到 6 月 30 日，癫痫基本停止发作。依原方加珍珠母 15 克，以安顿精神，再服之。

8 月 10 日第四诊，脉弦象已去，舌白腻已除，因病情已控制，乃为削减全药之量约剩四分之一，使缓缓服之以事观察。不意服至 6 剂时，又发生性情急躁，两眼直视、上吊，嘴微颤动。急改投第 3 方，3 剂后，又复平静。

8 月 26 日第五诊，病势既稳定，因投予安神之剂以巩固之而善其后，方为：整小麦 30 克，甘草 9 克，大枣 6 枚（擘），知母 6 克，生地黄 9 克，百合 9 克，酸枣仁 9 克，茯神 9 克，合欢皮 6 克，夏枯草 9 克，生龙骨 18 克，生牡蛎 18 克，珍珠母 18 克。方中取仲景甘麦大枣汤以缓解精神之急迫，取百合地黄汤以清热养血，夏枯草能清肝火，抑肝阳，茯神、枣仁能宁心益智，同合欢皮有安五脏之功；龙、牡、蚌母均为治小儿惊痫之要药，服后再未犯病。9 月底停药观察，1 个月以后，每在早晨醒时，一阵阵昏迷，有不自主的吸吮动作，声音很响，又用第二、三方各服 4 ~5 剂，10 多天后，又复正常。乃为剩一丸药方（半夏 90 克，南星 45 克，朱砂 15 克，琥珀、枯矾各 9 克，珍珠母 30 克。姜汁糊丸，朱砂为衣，每次服 3 克，姜汤送下，一日 2 次）使常服之。患儿之舌时常现有白腻苔，故以此化痰安神之丸剂作善后。

3 年后随访，精神正常，在校读书，当班长，颇积极。

祛风散热法治疗头痛

小女沛芬，每一感冒，即出现剧烈性头痛，面红发热，虽服些止痛或发散性的中西药物，均不过暂时缓解，不能根除，颇为苦恼。偶阅罗芷园《医话》，见载其自制一方，为：

连翘三钱　菊花三钱　霜桑叶三钱　黄芩三钱　苏薄荷一钱　苦丁茶二钱　夏枯草四钱　藁本一钱　白芷一钱　荷叶边半张　鲜茅根四钱

共十一味，水煎温服。云：“治偏头痛极灵，屡试屡验也”。

我即录原方投之，果 1 剂痛减大半，3 剂全愈，迄今 5 年未犯。因广为传播，据探询各用治正偏头疼，亦均获捷效。

本方连翘轻浮，为解热清气分之妙品；菊花、薄荷消散上焦风热，清利头目；桑叶搜肝络之风邪；黄芩除中上焦之火邪；苦丁茶祛头部之热邪；夏枯草解散结热；荷叶边舒散邪热；鲜茅根消除痰热；更使以白芷通窍散发表邪，引以藁本上升直达头顶。共成祛风散热之方，以治风热上攻的偏正头疼。

若寒厥或痰厥之头痛，不可滥投。

丹栀逍遥散治经期头痛

患者某夫人，年41岁，印度尼西亚人，婚后已二十年，初次妊娠为左侧宫外妊，手术治疗后，始终未能受孕，经检查诊断为：手术后左侧输卵管阻塞，月经来潮时左侧头面作痛，两乳作胀，此等症状已有多年，经治不愈。平时白带不多，无其他症状。舌正常，脉弦细有力，尺脉带涩象，眼睑下晦暗。辨证为肝郁气滞夹热。方用丹栀逍遥散加减，以调肝解郁：柴胡3克，白芍6克，茯苓6克，甘草1.5克，当归6克，白术4.5克，生姜3克，丹皮4.5克，黑栀6克，青皮3克，薄荷1克，陈皮3克，半夏4.5克，萸连3克，香附6克。每日1剂，共服药6剂。此后经期无头痛，经血亦畅，量中等，除左脉稍滑大外，无其他异常，嘱照此方，于下次来潮前再服3剂，以巩固后效。

辨证治疗周围神经炎

患者王某，男性，60岁，干部，河北蔚县人，病历号110312。因浮肿2年，麻木1年，于1963年2月8日来我院门诊求治。

患者2年前，由于心情抑郁，加之营养较差，发生面部及下肢浮肿。一年前开始四肢及胸部常感麻木，时轻时重，有时四肢稍有异常感觉并触觉迟钝，全身疲乏，肌肉无力，口鼻干燥，口渴思饮，胸闷气短，腹胀并伴有肠鸣，矢气多，小溲较黄，惟食欲良好，大便尚调。

体格检查：体型肥胖，面色红赤兼有浮肿，精神不振，语声不扬，神志清晰，检查合作。血压130/80毫米汞柱，头颈部器官未见异常。胸部：心界不大，心音规律，无杂音，$A_2 > P_2$，两肺无异常所见。腹部皮肤稍有浮肿，肝在右肋下4厘米处可以触及，中等硬度，边缘光滑，无压痛，脾未触及，腹部无移动性浊音，下肢可见凹陷性水肿。神经系统检查，颅神经包括眼底正常。两上肢痛觉触觉稍减退，两下肢膝以下触感痛感减退，自髂以下音叉觉减退，躯干痛，触觉正常存在，四肢基本呈脱袜型感觉减退。上臂肌张力正常，双侧前臂肌张力低，肌力差，未见肌萎缩现象，腓肠肌有压痛。二头肌、三头肌反射低对称，腹壁提睾丸反射双侧均低，膝腱反射明显减弱，有时不能引出，跟腱反射未引出。胸透肺内未见实质病变，心脏略呈横位不大。肝超声波检查正常，血尿常规正常，血沉10毫米/小时，丙酮酸0.6毫克%。

诊断：①周围神经炎；②浮肿；③营养代谢性肝大。

脉象大而硬，舌苔黄腻，舌底晦黯，舌边红紫。脉大而硬中气有伤，舌黯边紫，肝有瘀滞，肝郁则影响于脾，以致中焦不运，腹胀肤肿，胸闷体麻，且脉大则病进，系难治之症。暂以木香流气饮疏瀹之，连服10剂后，胸闷腹胀大见好转，脉硬亦减，但仍浮肿及全身麻木，肌肉无力，阴雨时麻木较重。仍服前方至2月21日，胸闷腹胀基本消失。至四月下旬又来门诊治疗，症状有所复发，脉仍较大，苔白舌边红紫，面部红赤。口鼻干燥，麻木无力同前，曾服三痹汤、黄芪五物汤等未效。至5月6日乃以祛风活络、清热滋液为治，方用甘露饮去茵陈、枇杷叶、石斛、甘草，加桑枝、葛根、于术、丹皮、淫羊藿为治，服药3剂后，肢麻虽见减轻，但面红口鼻干燥同前，脉象及舌苔无变化，于原方加花粉，再服3剂后，仍无变化，故认为气液虽有增加，而血瘀未有改善，乃以清血为主，佐以祛风活络。方用：鳖甲12克，青蒿6克，赤芍9克，茜草9克，生地黄12克，丹皮6克，小蓟9克，连翘9克，竹叶9克，防风6克，丝瓜络9克。再服5剂后，症状续有好转，面红减轻，肢麻亦减，仍有口鼻干燥，乃易养阴清热，活血祛风之剂。方用：生地黄12克，金石斛9克，天门冬9克，玄参9克，龟板30克，丹皮9克，赤芍9克，小蓟12克，山药6克，防风9克，桑枝15克。连服10剂后，面红仅剩右侧少许，麻木仅头面偶有，脉右关尺稍大，舌边紫色退，但仍红，依前方加天麻9克，钩藤9克，独活3克，以驱头面之风。续进5剂后，至5月10日，四肢麻木基本消失，行动灵活，精神焕发，脉不大，舌边转为淡红，以原方去防风、独活，加女贞子9克，旱莲草9克，育阴以巩固之。

周围神经炎，是对称性的四肢远端部周围神经同时发生机能障碍的病变，以麻木、疼痛，感觉过敏，感觉障碍，肌张力减退，腱反射减低或消失为特征，可因感染、中毒、营养缺乏等因素引起。本例显然是由于长期营养不良而浮肿、肝大，进一步影响神经系统所致。患者以麻木，肌肉无力，感觉迟钝为主。

中医对此病的认识，根据《素问·逆调论》:“荣气虚则不仁，卫气虚则不用”，《素问·痿论》“脾气热则胃干而渴，肌肉不仁，发为肉痿”。是麻木不仁、肌肉无力与荣卫不和及脾胃不足有关。本例患者浮肿腹胀肠鸣，正是脾胃虚弱之症，体虽丰而气本虚，故脉现大而硬象，气郁于中而有胸闷不舒之感，为本虚标实，先服木香流气饮标本同治，殊为合拍。药后胸闷腹胀基本消失，但肢麻无力未减，且日久有所反复，是荣卫气血不足，风邪乘虚而入，《金匮要略》有云:“邪在于络，则肌肤不仁；邪在于经，即重不胜”，营卫运行不畅，不能濡养肌肤，麻木沉重何以能愈，同时患者表现口鼻干燥，面红脉大，舌边红紫等阴虚内热之象，乃以祛风活络，清热滋液同用，服后小差。但热象仍未减轻，血瘀未见改善，遂以清血为主，佐以祛风活络，药后症状续有好转，面红亦减。终以养阴清热，活血祛风继续治疗，达到麻木基本消失，行动灵活。最后减少祛风药品，加滋养肾阴之品以巩固疗效。

本病的治疗，起初应用木香流气饮，对于久病气血郁滞之症起到了一定作用，但多服久服却引起反作用，说明疏理之剂不可多用，多用则于正气有损，所以在中段治疗中走了一些弯路，应当引以为教训。最后，较细密地观察了脉舌及症状，用清血滋阴的办法，收到满意的疗效。

桂枝芍药知母汤治痹证

岳某，男性，17岁，河北省滦县人，于1955年5月，因去河中洗澡捉鱼受凉，数日后左股关节肿痛，渐及两膝关节亦发红、肿大疼痛。左侧尤甚，不能行走，两膝屈伸不利，经常发烧，体温38℃左右，已经四个月之久，多方医治无效，经投与桂枝芍药知母汤加减数剂而愈。

五年后，于1960年夏，因雨淋受冷，又发生周围肌肉疼痛，午后发烧痛剧，无汗，二便如常，苔白舌濡，乃按《金匮要略》所载:“病者一身尽疼，发热，日晡所剧者，名风湿……可与麻黄杏仁薏苡甘草汤”的方法治疗，前后共服16剂而愈。但左腿仍不甚灵活，又于1961年3月13日来我院诊治。此时只觉左膝关节发沉而胀，足胫发凉而不出汗，走路不灵活，尤其走路后上述症状加剧，且有疼痛感，但疼痛部位游走不定。时常心跳，头晕气短。体格检查：发育中等，营养较差，舌被轻度白苔，脉数，90次/分，右尺稍大，周身皮肤发干，颈及周身淋巴结未见肿大，巩膜未显异常。胸廓脊柱发育正常。心浊音域不大，心音钝，节律整齐，心率90次/分。肺无明显改变。腹部未见阳性体征，两膝关节无移动杂音，无红肿压痛，惟于移动时稍感疼痛，走路时可现左腿发直，稍呈蹒跚状，两下腿皮肤干燥，肌肉消瘦，风湿急症虽解，余邪未尽，久郁复化为热，而现热久铄津，经脉失养，久犯于下，以致步履蹒跚，肤干消瘦，风热上壅，头晕气短，《金匮要略》曰："诸肢节疼痛，身体尪羸，脚肿如脱，头眩短气……桂枝芍药知母汤主之"。药尽2剂，遍身涔涔汗出，汗后身出核桃大紫包甚多，皮肤瘙痒。此乃风湿之邪欲从表散之候。药尽6剂之际，两足走路轻快，心跳气短、头晕、步行蹒跚等症消失。下肢亦潮润不干，舌有少许薄白苔，脉象和缓，68次/分，仍用前方稍减其量而投之，3剂后诸症消失，二年后追踪，又因淋雨受湿复发，条件所限，未能及时治疗，因而迁延不愈。

此例在病初及收尾均用桂枝芍药知母汤获效，而桂枝芍药知母汤，从组方而言，其主要功用乃通阳行痹祛风胜湿之剂，但对方证寒热，前人有所争执，有认为是治风寒湿痹；有认为是湿热所致。然风湿之新者寒热易别，如风湿久郁，则随机体机能之反应不同，有湿从寒化而为寒湿留于关节者，而此例则为湿从风化偏热之证；参阅《金匮要略》防己黄芪汤证、桂枝附子汤证，可知此方实为风湿化热而设。桂枝附子汤则为稍偏寒湿，防己黄芪汤则风湿偏表，兹将此三方证列表于下，以资临症鉴别之参考。

另有一例陈某，女性，年50余，于1960年11月，为风寒所袭，发烧，左肩关节疼痛不能活动，左拇指第一节红肿热痛，两膝关节疼不可屈伸，至1961年3月来院诊治，患者已难自己行走，由其夫扶持入诊室，当时上午体温为38℃，脉象细弱而数，92次/分，据自述午后每发寒热，投与桂枝芍药知母汤后，热退，3剂后已自能行动，继服10余剂诸症皆除，可见此方所治之痹，实为偏于热者。

方名	药物组成	立法	病机	主证
桂枝芍药知母汤	桂枝 防风 知母 芍药 麻黄 附子 甘草 白术 生姜	祛风清热以利湿	风湿留注关节，久而化热（风从热化）	诸节痛，身体尫羸，脚肿如脱，头眩短气，温温欲吐
桂枝附子汤	桂枝 附子 生姜 甘草 大枣	助阳逐湿	风湿留注，尚未化热，稍偏寒湿（湿从寒化）	伤寒八九日，风湿相搏，体痛，不能自转侧，不呕不渴，脉浮虚而涩
防己黄芪汤	防己 黄芪 甘草 白术 生姜 大枣	扶表利湿或助卫利湿	表虚卫不固，风湿之邪偏袭于表	风湿（风水）脉浮，身重，汗出恶风或腰以下肿

此例于1960年淋雨着凉后，全身肌肉疼痛，无汗，乃湿邪阻于经络所致，曾与麻黄杏仁薏苡甘草汤，以疏表利湿，服16剂而缓解，与上表互参，防己黄芪汤与麻黄杏仁薏苡甘草汤，均为风湿之邪袭于表证所设，前者为表虚后者为表实，临证时尤当细辨。

先祛邪后扶正治疗痹证

李某，男性，49岁，病历号35574号，于1961年7月25日初诊，主诉为下肢疼痛发凉已6个月有余，今年1月因骑车劳累，身热出汗，至夜自觉左脚相当于解溪穴部位疼痛，经封闭治疗而止，越四五日，又觉小腿肚痛，近2月来左大腿内侧上部亦痛，有时左足第2、3趾抽痛。一个半月前，觉上半身疼痛，约1周而自愈。后觉两侧腿足亦同样作痛，惟左侧较重，走路越多痛越重，稍息后则缓解。两膝之下经常发凉麻木，无汗。近来每步行2～3分钟即需休息3～4次。沐浴时身体各部位因热而发红，独左腿色不变，夜卧时两腿有沉重感，屈伸不能自如，晨起两腿常难自行抬起，须以手扳动方觉舒适，睡眠不安，多梦，易倦。近两月来听力较差，时或眼花，饮食如常，但不喜冷食，近一二日口较干喜饮，二便正常。曾服用中、西药，电疗，注射促肾上腺皮质激素，贴武力拔寒散等均无效，病情日重，病程中无关节疼痛、腿足皮肤红斑等情况。

既往体弱，去年七月曾患肝炎，已愈，平时喜吸烟，但不多，偶饮酒，家属无类似疾患。

检查：身体消瘦，步履跛蹇，须扶杖行，无皮疹及周身淋巴结肿大，头颈无异常，心肺正常，腹软无压痛，肝脾未触及，脊柱四肢无畸形，两膝以下发凉，但无变色（抬高放低亦然），舌苔白厚而腻，根部微黄，舌尖及舌边有黄豆大紫点3处，脉浮虚而数，此由风寒湿三气杂至，趁汗出肌疏之机感而为病，痛则不通，须通之以止痛，方用：

薏苡仁12克　桑枝15克　丝瓜络6克　茜草根9克　宣木瓜4.5克　明没药9克　广郁金6克　香橼皮3克　川佛手3克　怀牛膝9克　川楝子6克　路路通3枚　细木通3克

上方加减服11剂，胫足痛麻已减，惟股阴仍痛，脉见虚大，投三痹汤16剂，右腿痛麻均见轻，左腿仍痛，舌微紫，脉虚数，改用滋肾养肝法，投以：

全当归9克　杭白芍12克　川芎片6克　炒熟地12克　宣木瓜6克　怀牛膝9克　真阿胶6克　淫羊藿6克　怀山药12克　肥玉竹9克

3剂后已能弃杖而行，歇息时腿足已不作痛，惟左腿仍稍感麻木，原方更加黄精、枸杞各6克，又进3剂，左腿麻木大减，已能健步，病人意欲返籍，遂与原方加味，嘱制成丸久服。

淫羊藿24克　净萸肉45克　五味子24克　全当归45克　杭白芍45克　怀牛膝60克　炒苡米60克　炒熟地60克　真阿胶30克　川芎片30克　怀山药60克　肥玉竹60克　枸杞子45克　黄精60克

本例因骑自行车过累，身热汗出而发病。《素问·举痛论》云:“劳则气耗”。《灵枢·九针论》曰:“虚邪客于经络而为暴痹者也”。已为本病提供辨证与治疗之理论根据，然痹证前医未必不识，何以多药无效?《素问·至真要大论》指出:“气有高下，病有远近，证有中外，治有轻重，适其至所为故也。”本病整个治疗过程，系在分析本病之基础上，应用祛邪—祛邪兼扶正—扶正的治疗方针。所谓祛邪，因邪在经络之中，故以轻清走窜之品以疏通之。所谓祛邪兼扶正，系以三痹汤兼补气血，以补久病之虚。所谓扶正，系于邪去之后补其肝肾，力谋自强，肝生筋，肾生骨，补肝肾之目的仍在于补筋骨，筋骨坚强，自能健步如初，或经络，或气血，或筋骨，用药适至其所，故病可效。

三痹汤治偏枯

尉某，男，55岁，干部。于1973年8月就诊。

患者左半身偏枯已近5年，手足举动不遂，下肢麻痹尤甚，不能下床。《素问·痹论》“风寒湿三气杂至，合而为痹也”。明代秦昌遇加以分析云：“风痹之症，走注疼痛，上下左右行而不定，名曰行痹”。“寒痹之症，疼痛苦楚，手足拘紧，得热稍减，得寒愈甚，名曰痛痹”。“湿痹之症，或一处麻痹不仁，或四肢手足不举……拘挛作痛，踡缩难伸，名曰著痹”。此证合于著痹致成偏枯。察其脉紧而虚，舌质淡。因患病日久，气血兼虚，拟攻补兼施，取补多攻少之三痹汤。

生黄芪18克　川续断6克　川独活6克　大秦艽6克　北防风6克　辽细辛3克　川当归9克　川芎6克　熟地黄9克　杭白芍9克　桂心9克　云茯苓9克　川杜仲9克　怀牛膝9克　东人参9克　炙甘草1.5克

嘱连续服30剂再复诊。

服20剂后即来诊。云药后大见好转，已能下床活动，非常高兴。因照原方加量配制丸药一料，以便常服，宣痹祛湿，增强体力。

这一方剂，即《千金方》独活寄生汤去桑寄生加黄芪、川断。黄芪强壮肌表而能祛湿，故为主药；续断性味主治与牛膝相近，且具宣而能补之力；独活、细辛温通肾经，伍以秦艽、防风，合群力疏通经络，升发阳气，祛逐寒湿；主要用归、地、芎、芍四物以活血养血；用参、苓、桂、草以益气助阳；合杜仲、牛膝强筋健骨，共成振颓起废之功。喻昌云：“此方用参芪四物一派补药，内加防风、秦艽以胜风湿，桂心以胜寒，细辛独活以通肾气。凡治三气袭虚而成痹患者，宜准诸此。”

费伯雄云：“此方峻补气血，而祛风除寒利湿之法，悉寓乎其中，本末兼赅，诚治痹之上策也。”

补卫和营法治产后血痹

郭某，女性，33岁，北京某厂干部。

于1973年6月间，因难产使用产钳，女婴虽取下无恙，但大量出血达1800毫升之多，当时昏迷，在血流不止的情况下，产院用冰袋敷镇止血，6个小时，血始止住，极端贫血，血色素3克需要输血，一时不易找到同血型的供血者，只输了400CC，以后自觉周身麻痹不遂，医治未效，在弥月内于6月28日即勉强支持来求诊治。

患者脉现虚弱小紧，面色皖白，舌质淡，是产后重型血虚现象，中医诊为“血痹”，以黄芪桂枝五物汤补卫和营以治之。

方：生黄芪30克　桂枝尖9克　白芍9克　大枣4枚（擘）　生姜18克　水煎温服。

7月2日，二诊：上方服3剂，脉虚小紧象渐去，汗出，周身麻痹已去，惟余左胁及手仍麻，恐出汗多伤津，用玉屏风散加白芍、大枣作汤剂，以和阳养阴。

方：生黄芪24克　白术30克　防风9克　杭白芍9克　大枣4枚（擘）　水煎温服。

7月13日，三诊：服上方10剂，汗止，胁痛愈，右脉有力，左偏小，食指与小指作麻兼微痛，左臂亦痛，是心血仍虚而运行稍滞，用三痹汤治之。本方养血补气之药多于祛风散邪，宜于气虚血少而有麻痹之证者。

方：生黄芪18克　川续断6克　大独活6克　大秦艽6克　防风6克　辽细辛3克　川当归9克　川芎6克　熟地黄9克　酒炒白芍9克　桂枝9克　云茯苓9克　杜仲炭9克　川牛膝9克　台党参9克　炙甘草6克　水煎温服。

7月26日，四诊：服上方10剂，周身觉有力，食指痛愈。唯左脉仍弱，血虚宜补，予人参养荣丸。

8月1日，五诊：左右脉渐趋平衡但仍弱，小指与无名指作痛。按小指内侧，是手少阴心经脉所终，无名指是手少阳三焦经脉所起，三焦与心包络相表里。从经脉寻求，很明显是心经虚弱，气血难以充周经脉所致，投予生脉散作汤用，以养心气。

方：党参9克　麦门冬9克　五味子9克　水煎服。

9月3日，六诊：上方服两周，小指与无名指疼痛消失，所患产后病症已基本痊愈，唯脉仍现虚象，嘱常服人参养荣丸以善后。

按：本例患者产后大出血后发生周身麻痹不遂，不作疼。为《金匮要略》所谓“血痹”症。《诸病源候论·血痹候》云：“血痹者，由体虚，邪入于阴经故也。血为阴，邪入于血而痹，故为血痹。其状，形体如被微风所吹。”但只顽麻而不疼痛，不似“风痹”顽麻疼痛兼有；又不似“历节”唯疼痛而不顽麻。血痹之脉，《金匮要略》谓：“寸口关上微，尺中小紧”，此患者之脉，虽不尽同，而微、小紧六脉均见。根据古说，故诊为血痹。

血痹为寒滞血凝之证。从患者得病因素分析，产后大量出血，虽因外伤所致，而流血不止，亦因气虚不能摄血。当时如果中医治疗，多予以归脾汤、十全大补汤，大剂急进频投，以补气固脱而摄血以止之，愈后则流弊可能较少。

既是血痹故不能从风痹治以表散，又不能从历节治以温通，惟宜以黄芪桂枝五物汤以补卫和营，增强体力，煦燠皮肤，自行祛除病邪。此方以黄芪补卫为主，恢复皮肤组织之功能；以桂、芍和营，帮助营血之生长为辅，佐大枣和大量生姜，斡旋脾胃之气以发挥药力，用治血痹，故能收效。以后又有食指与小指作麻而微痛，左臂亦痛，因心血仍虚运行稍滞所致，故宜养血补气为主之三痹汤治疗，食指麻痛得愈。惟终是血虚所致，故用人参养荣丸以调补而善后。

补肾温经法治疗骨质疏松症的“骨痹”

杨某，女性，55岁，北京市延庆县农民，病历210836号，于1973年11月17日上午11时入院。

自七八年来，每于饭后腹痛，过去以“胃下垂”治疗，效果不佳，延及1972年，因腹痛加重，伴有恶心呕吐，住某县医院诊为“结核性腹膜炎、肠粘连”，在住院期间出现头面四肢浮肿，经用抗痨药治疗2月余，病情好转出院，腹痛、恶心呕吐减轻，但仍有浮肿，又继续服用双氢克尿塞八九个月，浮肿消退，直至目前，每遇着凉及吃饭不适时仍有腹痛，肠鸣，大便稀薄。一般情况下二便尚调，睡眠尚可，纳少。

1972 年 11 月，因感冒发烧全身疼痛，经用青、链霉素等药后退烧，但仍全身疼痛，两胁腰部、两肩关节周围、两上臂及大腿痛重，活动时尤甚。走路需用拐杖，畏寒，天气变化时疼痛加重。至 1973 年 10 月开始，疼痛逐渐加重，活动困难，曾服大活络丹 40 丸及其他止痛药物，效果均不显，来我院住院治疗。

既往无其他病史，患者自幼生长于农村，未去过外地。

检查：强迫体位，变换体位时困难，身体消瘦，营养欠佳。两侧第 11、第 12 肋骨压痛明显，舌苔薄，脉细，余无阳性体征。

化验检查：肝功能正常，血磷 1.62 毫克%（正常 3～5 毫克%），血钙 8.0～10.0 毫克%（正常 9.0～11.0 毫克%），碱性磷酸酶 35.5 单位（正常 5～12 单位），尿酸 1.2 毫克%（正常 2～4 毫克%），尿钙 51～70 毫克/24 小时（正常 0.2～0.3 克/24 小时），血沉 18 毫米/1 小时，尿常规（－），大便常规（－），血常规：血红蛋白 12.0 克，红细胞 460 万，白细胞 9000，中性 72%，淋巴 26%，酸性 2%。X 线摄影：胸、腰椎普遍骨质稀疏；消化道钡剂造影，显示小肠不全梗阻，肠粘连。心电图大致正常。诊断为：①骨质疏松；②肠粘连。

治疗上除补充钙剂、维生素 D 外，中药先后给予补气养血、舒筋活络、活血化瘀等药剂。如：活络丹、桑寄生、细辛、杜仲、牛膝、党参、云苓、白芍、当归、川楝子、延胡索、防风，以及十全大补汤等。服用至12月18日，上述症状无明显改变，改由岳老治疗。

当时主症为全身活动则痛，两胁痛甚，腰及两腿痛，尿黄，大便少，纳差。舌苔薄白，脉象细弦。认为：肾主骨，治疗应着眼于肾，发病起源于外感亦应虑及。治骨痛用独活、细辛，独活走里，细辛温肾。补骨脂加胡桃肉、杜仲，名“青娥丸”能补骨髓。治以：独活6克，细辛3克，熟地30克，山萸肉12克，菟丝子12克，川断6克，杜仲12克，川牛膝12克，补骨脂9克，鹿角霜9克，胡桃仁2枚（咀服），7剂。

12月25日，二诊：患者自12月20日开始感到身上轻快，疼痛减轻，两胁及两腿疼痛均较前减轻，效不更方，停用西药。至12月27日，上肢活动较前灵活，自己能穿衣、梳头，腰已不痛。第11、第12肋骨压痛明显减轻，下肢每于初下地走路时疼痛，活动后即减轻，已两天不服止痛片，不服莨菪剂，腹已不痛，但于吃水果时有些肠鸣。嘱出院后将原方再服一段时间，以巩固疗效。

本例为骨质松疏症，中医辨证，深合《素问·长刺节论》所论“病在骨，骨重不可举，骨髓酸痛，寒气至，名曰骨痹。”骨痹成因，一则为冬令感受风寒湿三气，一则为“八正之虚风，八风伤人”，内舍于骨解腰脊节腠理之间，为深痹也。其病机，则为“虚邪之入于身也深，寒与热相搏，久留而内著，寒胜其热，则骨痛肉枯。”本例患者素有胃下垂，腹痛肠鸣，大便稀薄等症，本为虚寒之体，初冬感寒发热，应视为少阴表证，而以麻黄附子甘草汤微发汗；因失治而内传，在经为少阴，在脏为肾，肾之合为骨，全身凡肩、臂、腰、腿无处不痛。系内传之邪，从肾之合而为病，大活络丹系驱皮脉筋肉间寒邪之方，故无效验。根据肾骨相生关系，取助阳补肾专方青娥丸加菟丝子、熟地、山萸兼补肾阴，以增其生骨之能力，更加鹿角霜与骨同类相求以助之；再加独活、细辛以温经，川断、牛膝以止痛。虽曰标本兼顾，而主旨仍在于滋填。肾阳日壮，肾精日充，骨自坚强，其痛自止。此时西药钙剂等亦助骨质再生，与中药殊途同归，终使大病向愈，因出院时未做X线摄影以观察骨质变化，故尚不能据此以分析中西医结合医治骨质松疏症的疗效，但对骨痹治疗，则可肯定补肾温经为其大法。

滋养肾肝法治疗颤抖证

魏某，男性，12岁，河北人。于1973年11月18日来诊。

其父代主诉：1970年9岁时，曾受一次大的惊恐，并较长时期地忧惧，以致大便日溏泻2～3次，手颤动不休，平举更甚，腿痿软，走路曾跌倒过，目远视模糊，头晕，后脑尤严重。中医按风治，西医给镇静剂，3年来未效。故来就诊。

切其脉两尺虚，左关现弦细，舌红无苔。综合症脉，是属阴虚。阴如何虚的，“治病必求于本。”《素问·阴阳应象大论》:“恐伤肾”；肾“在志为恐”；《素问·举痛论》:“恐则气下”，“恐则精却”；《灵枢·本神》:“恐惧而不解则伤精，精伤则骨酸痿厥”；又《素问·脏气法时论》:“肝虚则目䀮䀮无所见，耳无所闻，善恐，如人将捕之”。总观《内经》诸说，正说明患儿的病原，肾因恐损伤阴精而累及肝，至发生种种病态，其本在肾，应取六味地黄丸为主以滋养肾肝，从培本入手。

处方：熟地黄12克　山茱萸6克　怀山药6克　建泽泻4.5克　粉丹皮4.5克　云茯苓4.5克　枸杞果6克　甘菊花3克　五味子4.5克　麦门冬4.5克　补骨脂3克　胡桃肉3克　水煎服。

本方以六味地黄丸合麦味、杞菊再加入青娥丸之半而成。六味地黄丸是宋·钱仲阳治小儿脚软行迟等属于肾虚之方。因小儿稚阳纯气，不宜补阳，乃减去金匮肾气丸之桂附以应用于小儿，此方合麦味以敛肺纳肾，合杞菊以治头晕目弱，更反佐以轻量的温品，故予补骨脂、胡桃，推动阴药，兼照顾大便溏泻。

12月23日二诊：服药30余剂，左关弦象已无，颤抖见稳定，腿不软，大便日一次。惟目不能远视，多梦。原方加龙骨再服，以敛目神而止多梦。

1974年3月14日三诊：颤抖已基本痊愈，余症亦消失，惟着急时颤仍稍出现，前方加巴戟肉、鹿角以壮肾，善后。

此案颤抖3年，有的中医认系肝阳动，应熄风镇肝；有的西医则唯取镇静，而久治不愈。经详审病情惊恐是患儿的病源，祖国医学认为“恐伤肾”，伤肾就是主要矛盾。据之以施治，在临床上如响斯应，取得较满意的疗效。

甘麦大枣汤治脏躁证

1936 年于山东菏泽县医院，诊一男子，年约 30 余，中等身材，黄白面色，因患精神病，曾两次去济南精神病院治疗无效而来求诊。查其具有典型的悲伤欲哭，喜笑无常，不时欠伸，状似“巫婆拟神灵”的脏躁证。遂投以甘麦大枣汤：甘草9克，整小麦9克，大枣6枚。药尽 7 剂而愈，追踪 3 年未发。

1940 年于滦县，诊治一女性徐某，19 岁，欠伸不安，哭笑无常，得脏躁证，亦投以上方，其父曰：“方中之药，系经常之食品。”归后，取仓中之小麦约 500 克左右，大枣约 500 克左右，购甘草一大把，用锅煎熬之，令其女恣饱饮之，药后患者感头晕颇重，继之昏睡一昼夜始醒，翌日其父来述服药经过，嘱按原方服之。进数剂，经久未发。

甘麦大枣汤治妇人脏躁，是方是病，医籍屡载，唯男子患此，且以本方治愈，则罕见。是知医学典籍不可不读，不读则无所比较遵循；亦不可死读，死读则刻舟求剑，守株待兔。更因本病系情志内伤所致，机理复杂，临证须详加辨析，务求药证相合，不可专恃一方。

本证悲伤欲哭，时出妄言，与癫狂相近，然癫狂证的妄言特点为前后相失，出口即忘；本证则近似情理，移时犹记。表现不同，机理有异，方药亦殊。

温胆汤治不寐证

肖某，男性，35岁，某厂厂长，夜难安眠已久，乱梦纷纭，睡后易惊，每晚非服安眠药物不能入睡。精神不振，易于烦躁，纳食乏味，食后则脘腹胀满不适，口干不欲饮水，舌苔黄厚，左关脉滑，余部脉象虚小，曾服酸枣仁汤一周未获显效。睡后易惊，为肝胆郁热夹痰，扰及心神，致使夜寐不宁，拟以清胆豁痰安神之温胆汤加味为治。

广陈皮4.5克　清半夏9克　云茯苓9克　炙草6克　枳实3克　竹茹9克　石菖蒲6克　萸炒连1.5克

服药一周后，已不服安眠药即可入睡3～4小时，烦躁亦减，腹仍胀满不舒，舌脉如故，又以此方加减，服至月余，上症基本痊愈。

不寐系临床常见之症。自《内经》立半夏秫米汤为治以来，历代医家迭有发明，究其机理，无外虚实二端，实则为食滞肠胃，即《内经》所谓“胃不和则卧不安”。虚则当分外感内伤。外感失治邪陷少阴，可成黄连阿胶汤证；误治，可成栀子汤证。唯内伤不寐最为复杂，必先辨明所伤脏腑，方可遣方用药。然情志内伤，往往多脏受累，扑朔迷离，区别不易，辨证时须于本质处着眼，找出主要矛盾，针锋相对，否则即成隔靴搔痒。

四君子汤加山药治低烧

庄某，女性，患长期低烧症。于7月24日就诊，低烧37.5℃，脉微数，舌布薄白苔，腹时时胀痛。认为是脾虚之证，以四君子汤加山药予之。一周后复诊，低烧腹胀均减。持续服前方至8月14日，低烧与腹胀痊愈。

久热不退之症，治之极难见效，低烧在38℃上下者，也不易治愈。此症多属脾阴不足，如庄某之低烧有腹胀痛，予《和剂局方》四君子汤加山药，兼旬而两症均愈。1967年曾有一女孩，年6岁，患低烧不退症半年之久，住某医院3月余，凡西药之退热剂无不历试，而未能获效，到我院小儿科求诊。我与赵锡武医师同被邀会诊，认为小儿系稚阳之体，多脾阴不足，久热更有所耗损，共商予四君子汤加山药以滋脾阴，不数剂而热平。

低烧一症，有属脾阴虚者，此两案皆是；有属肾阴虚者，杨拜苏《存粹医话》引："赵养葵《医贯》云：余见发疟有面赤口渴者，俱作肾中真阴虚治，无不立应。凡见患者寒来如冰，热来如烙，惟面赤如脂，渴欲饮水者，以六味（指六味地黄汤）加柴胡、芍药、肉桂、五味（按：即都气丸加柴胡、芍药）大帖，一服而愈，余得此法，屡屡获效，且不必拘定寒来如冰，热来如烙，即无寒但热，久而不退，或时热时退，缠绵不已者，一用此方，无不立应，犹记5年前，余长女之适嘉定秦氏者，患咳嗽发热，时作时止，余即写此方与之，而其堂上不敢使服，服他医药，又不效，后乃勉以吾方姑试之，竟一药而愈。时有胡孟云者，苏常人，工诗画，亦负知医名，秦之表亲也。适下榻秦处，初见此方，极不谓然，及服之果效，始大诧为神奇。后胡遇看病有久热不退者，照方试之亦常有效……”。

低烧之症，得《医贯》六味丸加味方之属肾阴虚而发者；与四君汤加味之属脾阴虚而发者，都可得而解决。惟所谓“面赤如脂，渴欲饮水”之症，临床应加以辨析，面赤如脂，是淡红娇嫩之色，为阴盛于下格阳于上之戴阳轻证；渴欲饮水，“欲”字宜着眼，即渴而索水至前每不欲饮，虽饮亦不欲下咽，皆阴盛于内的表面现象，故以肉桂引火归原，五味收摄浮阳，以奏退热之功，并非无的放矢盲目滥投温热之药者。

都气丸加柴芍桂治低烧

郭某，女性，40岁，因久患低烧症，于1973年6月17日来就诊。

患者主诉：3年来下午低烧，常达37.7℃～37.8℃，每到夜间两腿发麻，精神委顿不振，经现代医学检查，原因未明，久治无效。

切其脉细而稍数，左关稍弦，舌无苔略红，有阴虚肝阳旺现象，投予都气丸加柴、芍、桂作汤用，以滋肾调肝。

生地黄24克　山萸肉12克　怀山药12克　丹皮12克　泽泻9克　茯苓9克　柴胡9克　五味子6克　白芍9克　紫肉桂6克　水煎服，嘱进7剂。

方中六味丸，系宗钱仲阳从《金匮》肾气丸减桂、附而成。《医方论》谓："此方非但治肝肾不足，实三阴并治之剂。有熟地之腻补肾水，即有泽泻之宣泄肾浊以济之；有萸肉之温涩肝经，即有丹皮之清泻肝火以佐之；有山药之收摄脾经，即有茯苓之淡渗脾湿以和之。"此证下午低烧，夜间腿麻，为真阴亏损，又是女性，故以生地易熟地，入五味子成都气丸，以益气强阴，加柴胡疏理滞气，抑肝散火，益白芍以敛虚热护营阴，要点在加桂作反佐，使引火归原，以退久虚低烧。

26 日复诊，低烧下降至 37℃，嘱再服前方 10 余剂，以巩固疗效。

此例本《存粹医话》所载的经验立法，很快收到退低烧之显效。当然，低烧一症，原因很多，包括器质性病引起的低烧和功能性低烧等多种，临床上尚应根据病人的各方面表现，按辨证论治原则，采用相应的治法。

滋阴活血法治阴虚夹瘀血低烧

患者黄某，女性，18 岁，北京学生。

主诉：低烧 3 年。3 年前，劳动中不慎砸伤后，腰痛，此后自觉身热乏力，每天下午 4～6 点腋下体温 37.1℃～37.5℃，继之发热时间提前至中午开始并持续至晚 9 点左右。后又逐渐提前至早晨开始，发热持续 1 天。每日体温逐渐升至 37.5℃～38.2℃。并经常腰痛，有时膝关节疼痛，久坐或走路过多或弯腰后，均可使腰痛加重，甚则痛引背部，右胸腹串痛。自 15 岁月经初潮，经期时腹痛，但色量正常。

既往：于10岁时患过气管炎。无其他病史，曾查血尿常规、血沉、抗链“O”、“OT”试验、胃液及十二指肠引流，肝超声波检查等，均为正常。咽拭子培养，有甲类链球菌和卡他球菌。3年来，经用多种抗生素及其他中、西药物治疗均未获效。于1975年3月4日来我院门诊。于上午10点查其腋下体温37.6℃，舌苔薄白，脉细，诊为功能性低烧（?），投与柴芍地黄汤加减：

生熟地各12克　山药9克　泽泻9克　茯苓12克　丹皮9克　柴胡15克　白芍18克　肉桂3克（后下）　水煎服。

二诊：上方服用6剂，胸腹疼痛消失，腰痛减轻，体温降至37.3℃～37.5℃，舌苔薄白，脉沉有力，先用复元活血汤加味。服3剂后，再用上方加五味子4.5克，取先通后补法。

柴胡6克　天花粉9克　当归9克　红花9克　甘草3克　炮山甲6克　桃仁6克　酒军4.5克　旋覆花9克　茜草6克　青葱管9克　先煎服3剂后，再服上方加五味子4.5克，7剂。

三诊：服前二方期间，体温曾1次升至38.1℃，后又降至37.2℃，此后体温经常在37.4℃～37.8℃，腰腿疼痛，膝关节时痛，上楼后心跳。舌质变暗，左脉偏弦，投予桃红四物汤加味，以养血活血：

桃仁9克　红花9克　当归12克　川芎6克　白芍9克　生地12克　旋覆花9克　茜草9克　葱管9克　水煎服14剂。

四诊：服药期间，因患急性肠炎停药数日，近日咳黄痰易出，呼吸时胸及头顶部时痛。只于晚间有低热

37.7℃，痛经已愈，腰痛消失，舌苔薄白，脉滑，改用秦艽鳖甲汤：

鳖甲12克　地骨皮12克　银柴胡9克　秦艽9克　当归9克　知母6克　青蒿6克　乌梅6克

五诊：服上方14剂后，上午一直未有发热，只于晚间偶有37.4℃～37.5℃低热。近几日又稍有腰痛，腹右侧偶尔疼痛，蹲下后眼前发晕。舌苔薄白，脉象滑数，前方加牡蛎12克、白芍9克，鳖甲改为18克。再服7剂，嘱隔日1剂为善其后。

于1975年9月21日信访云：自治疗后，低热逐渐痊愈，近两月来从未低热。

低热的治疗较为复杂，甘温除热、养阴清热为常用之法，是用于气虚发热或阴虚发热，临床所见类型，除此之外，还有肝郁发热、血瘀发热、湿热相蒸发热、阴虚夹瘀发热、血虚发热等等，往往各型症状相兼出现。故于治疗时必须详审病情。本例为砸伤后腰痛发热，属阴虚血瘀。故其治疗，始则滋阴兼活血化瘀，继予补虚而愈。

白虎汤治温热证

汪某，男性，年54岁。患感冒发热，于1971年6月12日入某医院。在治疗中身热逐步上升，到14日达38℃以上。曾屡进西药退热剂，旋退旋起，8天后仍持续高烧达38.8℃，6月22日由中医治疗。诊察证候：口渴、汗出，咽微痛；脉象浮大，舌苔薄黄。认为温热已入阳明经，内外虽俱大热，但尚在气分，不宜投芩连苦寒之剂，因疏白虎汤加味以治。处方：生石膏60克，知母12克，粳米12克，炙甘草9克，鲜茅根30克（后下），鲜芦根30克，连翘12克。水煎，米熟汤成，温服。下午及夜间，连进2剂，热势下降到38℃；23日，又按原方续进2剂，热即下降到37.4℃；24日，原方石膏量减至45克，进1剂；25日又进1剂，体温已正常，口不渴，舌苔退，唯汗出不止，以王孟英驾轻汤加减予之。随后进补气健脾剂，兼饮食调理，月余而愈。

白虎汤是方剂中的一个著名古方，由后汉张仲景著录在《伤寒论》里，标明用途，两千年来，经过多少医生准确地使用在临床上，不知治愈了多少高热症，挽救了多少危重病人，是值得我们珍视和继承的。

吴瑭说："太阴温病，脉浮洪，舌黄，渴甚，大汗，面赤，恶热者，辛凉重剂白虎汤主之"（按吴谓白虎汤治在手太阴肺经之热邪，非是。石膏知母究是阳明胃经药，若治肺经，则须麻黄、石膏，细读《伤寒论》自知）。又说："白虎本为达热出表，若其人脉浮弦而细者，不可与也；脉沉者，不可与也；不渴者，不可与也；汗不出者，不可与也。常须识此，勿令误也"。"此白虎之禁也。按白虎慓悍，邪重非其力不举，用之得当，原有立竿见影之妙；若用之不当，祸不旋踵。懦者多不敢用，未免坐误事机；孟浪者不问其脉证之若何，一概用之，甚至石膏用至斤余之多，应手而效者固多，应手而毙者，亦复不少，皆未真知确见其所以然之故，故手下无准的也"。这是吴著《温病条辨》自条自辨中对白虎汤立的四禁之说，是否正确可循，张锡纯《医学衷中参西录》中曾有说云："近世用白虎汤者，恒恪守吴氏四禁……其四条之中，显有与经旨相反之两条，若必奉之为金科玉律，则此救颠扶危挽回人命之良方，几将置之无用之地。愚非好辩，而为救人之热肠所迫，实有不能已于言者。按前两条之不可与，原当禁用白虎汤矣。至其第三条谓不渴者不可与也，夫用白虎汤之定例，渴者加人参，其不渴者即服白虎汤原方，无事加参可知矣，吴氏以为不渴者不可与，显与经旨相背矣。且果遵吴氏之言，其人若渴则可与以白虎汤，而亦无事加参矣。不又显与渴者加人参之经旨相背乎？至其第四条谓汗不出者不可与也，夫白虎汤三见于《伤寒论》，惟阳明篇中所主之三阳合病有汗，其太阳篇所主之病及厥阴篇所主之病，皆未见有汗也。仲景当日未见有汗即用白虎汤，而吴氏则于未见有汗者禁用白虎汤，此不又显与经旨相背乎？且石膏原具有发表之性，其汗不出者不正可借以发其汗乎？且即吴氏所定之例，必其人有汗且兼渴者始可用白虎汤，然阳明实热之证，渴而兼汗出者，十人之中不过一二人，是不几将白虎汤置之无用之地乎？夫吴氏为清季名医，而对于白虎汤竟误设禁忌若此，彼盖未知石膏之性也。”

石膏合知母，方名白虎。今人用白虎独以石膏入剂，而不合知母者，则所治不专主阳明，而失掉了命名白虎的意义。另外，石膏、知母相配伍，治阳明胃热，石膏、麻黄相配伍，治太阴肺喘，在石膏用量上是有所不同的。白虎汤方中石膏之量，从不少于500克，而麻杏石甘、越婢等汤方中石膏之量，从不超过250克。这是仲景《伤寒论》方剂配伍中有关重要的部分，不容等闲视之。

芳化淡渗法治疗湿温证

郑某，年22岁，女性，未婚，运动员。

患者因出国到拉丁美洲，时值夏令，气候炎热，在回国途中飞机上，即发低烧，头痛，服解表及注射退热药而未愈。回国后于1972年4月25日住入某医院，发高热达40.5℃，用各种抗生素及柴胡液而高热不降，延至两周，于5月7日中医会诊。病人汗出，午后高热持续多日，周身烙手，背微恶寒，头痛，胸膺上部布有红疹，前日溏便两次，昨日一次，小溲黄，泛恶胃呆，口干不欲多饮，脉数而濡，无弦象，舌苔白黄而润。西医诊断为伤寒（血培养有伤寒杆菌），中医认为湿温证。

根据脉、证分析：热邪熏灼故口渴，湿邪粘腻故不喜多饮，湿热之邪留滞胃腑则泛恶，阻塞清阳则发疹，浮溢肌表则汗出，上扰清窍则头痛，下注二便则溲赤便溏，脉濡数，舌白润，午后高热状若阴虚，均系湿温之候。

现既表有疹汗之宣达，里有便溏之排泄，表里俱通，何以高热不撤？此因湿为粘腻之邪，热乃无形之气，湿被热蒸，热为湿遏，其来也渐，其去也迟，郁伏肠胃，酿成湿温，缠绵时日，在所不免。既不能辛散以发表，又不能苦寒以抑降，而滋阴适助长湿邪，唯有芳香化浊、淡渗利湿以治之。

处方：鲜藿香9克　鲜佩兰9克　鲜荷叶边2张　淡竹叶9克　嫩青蒿6克　方通草3克　青竹茹9克　厚朴花

4.5克　茅根30克　鲜芦根30克　清水煎服。

方剂取藿香清芬之气以宣中快膈，醒胃助脾；佩兰除恶散结，化湿悦脾，并消头中垢腻以除湿热之头重痛；青蒿叶得春初少阳之气，能散营中郁热；厚朴花气香微苦，能化脾胃湿热；竹叶、荷叶，一则除上焦烦热，一则散血中邪热；茅根、芦根，一则导上热下行而利水，一则清胃腑之热而除烦呕；方通草渗利湿热；青竹茹制止呕逆。病蕴浊邪非芬芳不化，故以藿、朴、佩兰、青蒿为主，湿邪非淡渗通阳不能利小便，故以茅根、通草为辅，伍荷叶是针对红疹，伍竹茹是针对泛恶，而竹叶、芦根均是清化上焦邪热之妙品；用青蒿而不用柴胡者，以脉不弦，柴胡非的对之药，而青蒿则具挽营中邪热使转气分，可防郁热深陷。

9日复诊：体温39℃左右，热减疹消，唯仍泛恶欲呕，胃呆少纳，原方减藿香、佩兰之半，加大豆黄卷9克，半夏曲6克，以醒胃和脾，再宣余湿。至12日，体温38.6℃，14日体温正常。

16日，诊脉虚濡，体有汗，口无味，胃纳不馨，舌苔灰白。投变通四君子汤以复胃阳，并嘱调节饮馔以防食复。

处方：太子参6克　云茯苓6克　扁豆衣9克　炒苡米9克　炙甘草3克　姜竹茹6克　霜桑叶9克

前人倪松亭云："治湿之道非一，当细察表里上下，为用药之准的：如湿气在于皮肤者，宜用麻、桂、二术以表其汗，譬如阴晦非雨不晴也，亦有用羌、防、白芷等风药以胜湿者，譬如清风荐爽，湿气自消也；水湿渍于胃肠肚腹肿胀者，宜用遂、戟、芫、丑之属以攻其下，譬如水满沟渠，非导之不去也；寒湿在于肌肉筋骨之间，拘挛作痛，或麻痹不仁者，宜用姜、附、丁、桂之属以温其经，譬如太阳中天，则湿自干也；湿气在于脏腑之内，肌腠之外，微而不甚者，宜用术、苍、朴、夏之属以健脾燥湿，譬如微湿，以灰掺之则湿自燥也；湿热在于小肠膀胱，或肿或渴，或溺闭不通者，宜用二苓、车、泻之属以渗利之，譬如水溢沟浍，非疏通其窦不达也。学者能于斯理精熟，则于治湿之道，必中鹄矣。”此案系湿温久延，取法摈表散、远苦寒，采用芳化淡渗，即热通湿却。师倪氏治湿之意，辨证施治，恰中病机，故可收效。

止咳汤治气管炎

高某，男性，58岁。患气管炎，咳嗽夜甚，喉痒，胸闷，多痰，日久不愈。为疏一方：荆芥6克，前胡9克，白前6克，杏仁9克，贝母9克，化橘红6克，连翘9克，百部草9克，紫菀9克，桔梗6克，甘草3克，芦根24克。嘱服4剂，复诊大见轻减，夜间已不咳，剩有微喘，仍多痰，加海浮石9克祛痰，紫苏子9克定喘，服4剂，追访已愈。

气管炎，多由感冒引起，治不得法，或强制其咳，或兜涩其痰，往往造成慢性久咳不愈。此方之义，以荆芥疏散积久之风寒余邪，前胡下气祛痰，白前祛深在之痰，浙贝母治外感咳嗽，合杏仁利肺气，有互相促进作用，橘红咳而喉痒者必用，连翘、甘草解毒，百部草镇咳，桔梗利胸膈排痰，茅根清肺热，紫菀治伤风痰咳。诸药合力共奏止嗽之功，因题曰：“锄云止咳汤”。

利肺汤治咳嗽咯痰不爽

刘某，男性。患感冒咳嗽，感冒愈后，咳仍不止，且咯痰不爽，喉一痒，咳即作，早起尤甚，力咳而痰始稍去，总有痰涎粘着于喉间的感觉，胸部苦闷，鼻塞不通，脉数舌红。为疏：沙参9克，马兜铃6克，山药9克，牛蒡子6克，桔梗6克，枳壳6克，化橘红4.5克，杏仁9克，贝母9克，白薇6克，甘草3克。服3剂，咳即爽，胸亦畅。再服3剂，咳嗽基本痊愈。

此方用沙参补益肺气，马兜铃开豁结痰，是一阖一辟；用山药补虚羸，牛蒡子散结气，是一补一泻；用桔梗引气排痰，枳壳下气止逆，是一升一降。这六味相反相成，在相互制约之下能起到相互促进的作用。更用橘红止喉痒，白薇通鼻塞，杏仁、贝母止咳化痰，甘草亦具祛痰功效。所以对咯痰不爽久不能愈之咳嗽症，服之如沟渠壅塞而得到疏瀹，气展痰豁，指日而咳症得愈。因名此方为“锄云利肺汤”，取爽利痰咳之义。

宣肺化痰平喘法治慢性气管炎咳喘

患者王某，男性，38岁，病历号5019。素有咳喘，近日因冒雨感寒，咳喘，咯吐白沫状痰且粘，口干咽痛，晚间低热，尿黄，大便正常，舌净，脉短而数，首先用宣肺解表，化痰平喘法治疗，表解之后，仍继以宣肺化痰平喘为治，处方：杏仁9克，贝母9克，款冬6克，瓜蒌15克，橘红9克，桑叶9克，菊花6克，牛蒡子6克，马兜铃6克，前胡9克，白前6克。加减数剂而愈。

本例在治疗之初，因有恶寒发热，故以荆防之类以解其表。在《伤寒论》中，很强调有表证时先解其表。表解之后，余邪客肺，郁而化热，致使病人口渴咽痛、痰稠脉数。此均化热之象，若仅见痰白有沫，误为寒痰、风痰而论治则不合适。此方用以治疗热痰、燥痰最好。久咳，兼见黄粘状痰，难以咯出之病例，仿此方义施治，每多收效。

治疗外感，或久咳夹感时，认为咽痒者有风，宜加橘红；咽痛者，牛蒡、连翘并用；喘者苏子、前胡并用；咳者，沙参、马兜铃、山药、牛蒡并用；鼻涕中夹血者，白薇、桔梗并用，均属对证之药。

苏子降气汤治疗慢性气管炎

旷某，男性，42岁，夙患慢性气管炎，每逢秋凉，则犯咳嗽。于1969年9月20日初次就诊。诊其寸脉弦滑，视其舌润而胖，有齿痕，症状：痰涎壅盛，肺气不利，咳喘频频。投以苏子降气汤原方：苏子7.5克，炙甘草6克，半夏7.5克，当归4.5克，肉桂4.5克，化橘红4.5克，前胡3克，川厚朴3克，生姜3片。水煎服。4剂咳喘见轻。复诊仍原方照服4剂，咳止喘平。嘱日后若遇风凉再复发时，可按方服之。

王某，男性，年43岁，有肺气肿宿疾，于1970年5月22日就诊。切其脉右关浮大，咳嗽咯痰，呼吸不利，短气不足以息。患者自诉胸部满闷，周身无力，腰腿酸困，小便频数，午后两胫部浮肿，并有肝下垂症。因其脉右大主气虚兼患肝下垂，投以柴芍六君子汤。用以补气化痰兼顾其肝。服4剂。27日复诊，腿肿见好，咳稍减，痰仍多，脉浮大如故，前方如苏子、桑白皮，再服4剂。6月3日三诊，咳稍轻而痰仍未减，乃改投苏子降气汤原方，咳与痰虽俱减，而胸满腰酸便数等症，未见消除。因考虑苏子降气汤原方，是治疗咳喘的，咳喘是矛盾的普遍性，此外尚有胸满腰酸等症，由于原方中未加入针对性药物，所以未能一起得到解决。于是加入人参以补气，加入沉香以纳气归肾，同肉桂治上盛下虚，更入冬虫夏草以化痰益气。服10余剂，诸症基本痊愈。

苏子降气汤，《和剂局方》主治“男女虚阳上攻，气不升降，上盛下虚，膈壅痰多，咽喉不利，咳嗽，虚烦引饮，头目昏眩，腰疼脚弱，肢体倦怠，腹肚疞刺，冷热气泻，大便风秘，涩滞不通，肢体浮肿，有妨饮食”。本方是九味药所组成，一方加沉香。本方以苏子为主，其主要作用有三：一为除寒温中；一为降逆定喘；一为消痰润肠。苏子得前胡能降气祛痰，驱风散积；得厚朴、陈皮、生姜能内疏痰饮，外解风寒；得当归能止咳和血，润肠通便；得肉桂能温中散寒。加沉香纳气入肾，同肉桂相伍，治上盛下虚更为有力。此方有行有补，有润有燥，治上不遗下，标本兼顾，为豁痰降气，平喘理嗽，利胸快膈，通秘和中，纳气归元之方剂。

苏子降气汤治疗上盛下虚发生的梅核气病亦颇理想。由于此病气郁痰凝，阻塞咽嗌，咳之不出，咽之不下。虽无致命之虞，但堵塞日久甚为痛苦。通常用小半夏汤、四七汤等，开郁理痰，便可获效。如果属于上实下虚的痰气凝结，反而无功。如在本方基础上，肉桂减量（用上肉桂 3 克），另加桂枝 4.5 克，常能药到病除。因本方不但降气，化痰，还能纳气归元，复假桂枝通阳宣痹，下气利咽之功，故取效更捷。

苏子降气汤能治疗胸痹疼痛，根据临床观察，胸痹疼痛，多为胸阳不振，痰饮内阻，或心肺气血不利，不通则痛。根据本方降气宽膈豁痰宣肺的特点，诊其为胸阳不振，阴霾作病的，则加桂枝、薤白、菖蒲；痰垢交阻的，则加瓜蒌、尖贝、枇杷叶（减去肉桂）；心肺气血瘀滞不利的，则加木香、郁金、延胡、枳壳。随证加减可以奏效。

另外苏子降气汤治疗痰气噎膈，亦很理想。此证多因忧思郁结，肝郁气滞，痰涎交阻而食物难下，胃津不布，便秘不通。这样会出现痰气愈结愈甚，津液亦必日渐减少的局面。治疗方法必须开豁痰气的郁结，以敷布津液。同时应有一定润燥通幽的作用才好。考虑到苏子降气汤堪当其任，具备了这个条件，如果再加旋覆花、代赭石降镇痰气，白蔻仁、炙杷叶开利胸脘，桃杏仁泥以滋血燥，往往取得满意疗效。

使用本方时，以下情况不应随便应用：①肺肾双虚的喘咳，不见痰气湿盛的症状；②肺肾水湿瘀结，痰喘特甚，形气俱实；③表证不解的痰喘咳嗽；④热盛灼肺，或阴虚火旺的喘咳；⑤大便溏泄，气少食衰的体质；⑥有蛔虫史经常腹痛的。

根据汪昂《医方集解》谓本方有散外寒的作用，所以后人在治疗风寒引起之慢性气管炎发作初期，加入苏叶为治。

河车大造丸培补治咳喘宿疾

彭某，15岁，女性，生后七月，因感冒而贻留咳喘宿疾，每当气候变化，即诱发咳喘，且缠绵难愈，发育不良。及学龄后，一遇劳累，亦每致病发。其父知医，常以小青龙汤、二陈汤等消息治之，10余年屡发屡治，屡治屡发。1970年夏，其父外出，嘱我随时照顾其疾。我在她感冒或劳累发作咳喘时，暂投以降气疏肺之剂，愈后即谆嘱她不间断地服河车大造丸，半年后，体格见壮，到1971年夏季，发育迅速，随之宿疾亦即蠲除。又观察1年，只在1次流感时偶发咳嗽，并未带喘。

凡久病宿疾，常常累及机体功能，致使抗病的力量日趋减弱，尤其更易感染外邪。如慢性气管炎的咳喘症，一遇劳累或寒袭风吹，则旧病复发。而临时治疗，是急则治标的办法，虽病暂愈，而体力未能康复，且因屡病而体力更衰，抵抗力更弱，发病更频更重互为因果，终无愈期，不从培本着手，则永无解决宿疾之希望。此理至明，惜医家病家，往往忽之；即使知所注意，也多不能坚持长期服药，所以每达不到根治的目的。彭女经服河车大造丸一年之后，随着生长发育的过程，体力即日趋茁壮，宿疾亦日见消除，终致达到痊愈。此预防治法，亦可推之于其他疾患。如肾盂肾炎，必治其不发作时期（急性发作时，作临时对症处理），才能根治，亦是同样道理。

河车大造丸方：紫河车（即胎盘）1具、川牛膝、淡苁蓉、天门冬、川黄柏（盐水炒）、五味子、锁阳、全当归各21克，大熟地60克，大生地、枸杞子各45克，杜仲30克。共为细末，蜜丸9克重，每服1丸，1日2次，白开水送下。

紫河车本气血所生，能大补气血为本方主药。配二地、当归以补血，牛膝、杜仲、枸杞、苁蓉以益精，天冬润燥养肺，五味生脉补肺，更用锁阳正佐以温命门，用黄柏反佐以清相火，调剂寒热，双补阴阳。常服能使精血日增，不特劳损之疾，得以蠲除，而虚弱之体，亦得日臻强壮，所以能够治久病宿疾。

又我曾用单味鲜紫河车，河流水漂净污血，切块炖食，治愈一位40余岁之男子慢性喘息性支气管炎。于平时服用4具后，宿疾顿除，追踪访问4年未复发。

延年半夏汤治疗支气管喘息

萧某，女性，42岁，唐山市人。夙有支气管喘息宿疾，诊视时复发甚剧，持续二十余日，昼夜迭进内服药及注射剂，无效。已濒于危，其夫仓皇备后事。其症作突发性阵咳，咳则喘，咳喘作须10余分钟，咯粘液样的白沫痰，至痰咯出而气道无阻始渐平息。但隔半小时或一小时而咳喘又作，昼夜约20余次，不能平卧，只以两手抵额，伏于枕上，其面目因头久垂而现浮肿象。诊其脉虚弱无力，惟左关浮细而弦，无热，舌苔白腻，精神困惫，不欲睁眼，见医生至，稍抬头即伏枕上，作喘息声，自云痛苦万状，不欲求生。根据其脉象及现症舌苔，姑投以延年半夏汤，不意服药后夜间即能平卧，续进一剂，竟霍然而愈。

以此方治疗支气管喘息，在我的经验，数年间已治愈五六例。其适应证，为突发性阵咳作喘，咯粘液样白沫痰，舌苔白腻，面目稍浮肿（此症不必悉具），其脉左关部浮细而弦者，投之辄效。但病例仍不够多。延年半夏汤方：

清半夏9克　炙鳖甲12克　前胡6克　苦桔梗4.5克　东人参6克　炒枳实3克　吴茱萸9克　槟榔片4.5克　生姜片9克　水煎温服。

按：延年半夏汤系唐以前古方。日本野津猛男于此方以柴胡易前胡，治胃痉挛，有效。主要以神经痉挛为主，包括支气管痉挛。因肝脉浮细而弦，用人参、鳖甲、槟榔，咯粘液性白沫痰，用半夏、桔梗、吴茱萸，且吴萸一味，在临床上经验，其治咽头至胃部之粘液样白沫壅盛，有殊效。桔梗与枳实相配伍，具升降肺气之力，兼之柴胡能除胸胁苦满，生姜主治水毒，合力共济，故能用以治支气管喘息。

千金苇茎汤治肺痈

张某，男性，40余岁，患肺痈，于1954年就诊。自诉吐脓血三月后，入某医院。住院两月无效果而出院，来就中医治疗。

诊其脉，右寸虚数；问其症状，口燥咽干，胸胁隐痛，有鳞甲，二便赤涩，咳腥臭脓血痰；验其痰，置水中则沉，以双箸挑之，断为两段。诊为肺痈无疑。

古人治肺痈，初起时用桔梗汤，此症历时既久，恐轻剂不能胜任；日久病重，用桔梗白散。肺脉虚数，恐峻剂伤正。再三考虑，乃取千金苇茎汤，因它具有重不伤峻，缓不偏懈的优点。

鲜苇茎（取在土中直上之茎，去软皮及节）30克，瓜瓣（即甜瓜子）15克，桃仁（去皮带尖）9克，薏苡仁24克。水5盅，先煮苇茎，去渣，取3盅，再入诸药，煮成2盅，分服。先服10剂。

苇，前人谓即芦，我故乡（河北滦县）谓茎直上高3～5尺者为苇，伏地而匍行，地下根有达3～5丈者为芦，此方用鲜苇茎即可，其味甘寒无毒，主肺痈烦热；瓜瓣，黄熟味甘者佳，主腹内结聚，破溃脓血，最为内痈要药；桃仁主瘀血内结；薏苡仁主补肺清湿热。总观苇茎汤有化血成痰之功，肺痈所吐脓皆为瘀血所化。

二诊：药后口燥咽干见轻，二便稍清畅，吐臭脓血如故。嘱再照原方服10剂。

三诊：脉数稍减，胸隐痛吐臭痰如故。患者要求加强药力，我意中也嫌药效迟缓。因改用：川贝母12克，金银花9克，桔梗3克，薏苡仁15克，白及3克，陈皮3克，甘草3克，甜葶苈3克，生姜1片，以祛毒、排痰、补肺。嘱服7剂，观效果如何。

四诊：前方服5剂后，患者即来云：药后不仅无效，且急剧转重，胸部烦懑，臭痰加多，脉亦增数，是药不对证，故有这种现象，仍改用苇茎汤，服10剂。

五诊：诸症又随药转轻，吐痰臭味几无。因嘱长期服苇茎汤，若逐步见好，则无须频诊。

六诊：1月后，胸部畅适，痰基本无臭味。嘱再服5～10剂，以巩固疗效。半年后追访，情况良好。

按：从这一病例的治疗经过中体会到，医生临床疗效的高低，除急性病外，在很大程度上，取决于守方，特别是长期不愈而少变化的慢性病，要看医生掌握和运用有效方药的坚持程度如何。如果能够比较正确而熟练地运用方药，做到情况明，决心大，方法对，再能坚持下去，则可由渐变达到突变，收到预期的效果。反之，对有效方药信心不大，或嫌取效不速，擅改屡改，师心自用，不但无效，甚至会走错了路，给患者造成危害。

慢性病往往能经受各种性质不同的方药，在初服2～3剂后，反映不大。譬如病属隐蔽的阳证，审证未明，投以辛热之剂，服后也有呈现精神振作的现象，但持续不改，则现口燥舌干，二便赤滞，是即药不对证，急须另图，阴证误治亦然。又有的疾病，独处藏患，或水饮，或虫积，或死血，药力所及，捣其巢穴，则邪溃外窜，自寻出路，或泄利，或寒战，或下血，使患者瞑眩，病家惊扰，医生当此，须有定见，安慰患者，说明病机药理，使之仍服原方，以竟全功。我在临床之际，曾遇到进归脾汤而大泄，予小柴胡汤而战汗的，若无主见，纷更方药，则反误病人。

肺脾同治治疗空洞型肺结核

魏某，女性，29岁，已婚，门诊号36477。因咳嗽，痰带血丝凡8年而来就诊。患者自1953年7月起，常有咳嗽吐痰，并带血丝，疲劳气短，动则汗出，午后低热，经断层摄片证实右上肺有空洞2处，痰中发现抗酸杆菌。近两年来腹痛频作，便溏，日二三行至六七行不等。迭经各类抗痨药（雷米封、对氨水杨酸钠、链霉素）内服、注射、肺导管注入，及内服铁破汤等，均无显著效果。乃于1961年8月29日来院门诊。

既往史及家庭史无特殊，结婚6年未育。

体检：体瘦，脸白，颧红，声音低短，脉细，舌苔薄，头部器官正常。甲状腺稍大。右肺上部呼吸音显著减低，心音正常。腹部阴性，诊断为："空洞型肺结核"。

治疗经过：诊治以来，始终以香砂六君及参苓白术二汤剂为主，随证加用之药物有生脉散、青蒿、地骨皮、百部草、白及、川贝母、诃子肉、阿胶、龟板胶等。自1961年12月28日起又加用黄连研末口服，日量3克，持续服至1962年9月中旬最后一次门诊，历时一载许，最后患者自觉症状显著好转，X线断层照片检查：肺部空洞较治疗前缩小三分之一，并怀胎7月余。

患者症状之特点，为咳嗽经年，腹泻频作，认证应属肺脾同病，治疗之法，用香砂六君、参苓白术汤等，脾肺兼顾。辨证论治之外，并加服黄连，连服8月有余，因黄连对结核杆菌的制菌作用，已为多数学者所证实。患者来门诊前虽用多种抗痨药物无效，但有实验证明，结核杆菌对抗痨药（雷米封、对氨水杨酸钠、链霉素）耐药者，对黄连并无交叉耐药性，故本例取得初步疗效，可能与辨证论治结合专病专方用药有关。

清心开窍法治疗乙脑“暑痉”

患儿陈某，8岁，男性，北京市昌平区人。病历号29149。入院日期：1958年8月18日，出院日期：9月3日。

主诉：高热，头痛，呕吐3天而入院。

患儿于入院前3天，感觉全身倦怠，头晕，头痛，恶心呕吐日10余次；并有寒战高热，昨日起有神昏谵语，无抽搐。大便一日未行，小便量少，来本院治疗。既往曾患麻疹、咽炎及支气管炎。未接种流行性乙型脑炎疫苗。

体检：体温39℃。一般情况：发育正常，营养中等，神识欠清，呈半昏迷状态。耳鼻咽均正常。项有抵抗，腹软，肝脾未触及，脊柱四肢无畸形。神经系统：膝反射存在，巴宾斯基氏征（+），布鲁辛斯基氏征（+），高登氏征（+），克匿克氏征（+），奥本罕姆氏征左（+）。检验：血象：血色素13.1克，红细胞403万，白细胞22700，中性90%，淋巴9%，单核1%，小便无异常，大便有蛔虫卵，脑脊液：微混，细胞186，蛋白（+），糖2~5管阳性，胸透正常。病期3日入院。流行性乙型脑炎补体结合试验1∶8。

诊断：流行性乙型脑炎。

治疗经过：8月18日，高热无汗，头痛项强，呕吐，神昏谵语，苔白微腻，脉濡滑。证属毒邪由卫分逆犯心包，拟鲜藿香9克，香藿9克，鲜佩兰9克，鲜芦根30克，金银花30克，连翘15克，杭菊花12克，鲜竹叶40

片，竹茹12克，生石膏60克（先下），甘草4.5克，扁豆花12克，水煎服。另紫雪9克，每次服3克，3小时1次。

19日早：体温40.2℃，仍呈昏迷状，频弄舌，时而自抓小便，脉濡而数，舌黄苔。乃暑温邪热陷入手足厥阴之象，恐成痉厥险症。宜清心肝之热毒风邪，以清宫汤加减治之。

生杭菊6克，玉竹9克，连翘心3克，竹叶卷心6克，杭菊花3克，犀角3克，丹皮4.5克，地龙皮3克。犀珀至宝丹1丸，分2次用药汁冲服。

至下午5时10分，高热仍不退（39℃），头剧痛，躁扰不休，有时唱歌，有时颠簸作舞蹈状。服药时极端抗拒，骂詈不止。因服药困难，权治以外敷法，冀杀减其脑热。活蚯蚓1团，皂矾1.5克，共研一处，敷囟门上（须剃净头发），用胶布固定之。

至7时，躁扰稍安，仍高热，弄舌。处清热透络之剂。犀角3克，丹皮3克，连翘心3克，赤芍药4.5克，广郁金3克，鲜菖蒲3克，龙胆草3克。另以鲜芦根30克，鲜荷叶30克，鲜茅根30克，灯心1.5克，煎汤代水煮药，送服安宫牛黄丸1丸（鼻饲）。

20日早5时40分：体温39.2℃，仍频频弄舌，躁扰，周身烙手，大便自17日早未行。前方加竹叶卷心3克，再进1剂。下午，舌苔薄黄而腻，脉象沉滑而数，呼吸平，嗜睡，已稍安舒。大便一次，量少，小便短，应属温邪蕴闭三焦，拟苦降通利之剂。金银花9克，青连翘6克，川黄连3克，子条芩3克，鲜芦根15克，滑石12克，扁豆衣9克，杏仁6克，通草3克，竹叶6克，广郁金3克，服2剂。

21日：高热已退，惟躁扰未除，时时起坐狂呼，目不识人，脉数而滑，舌中心黄白相杂。再投以清宫汤：玄参心9克，连翘心6克，竹叶卷心9克，莲子心3克，犀角4.5克，麦冬15克，鲜荷叶1张，金银花15克，鲜菖蒲6克，羚羊角0.6克（分2次冲），送服万氏牛黄丸1丸。第2剂加麦芽、稻芽各6克。

22日：神识已清，有时娇啼作嚷，舌黄，大便未行，脉见缓和。予和胃通里之剂。糖瓜蒌9克，鲜菖蒲6克，香稻芽6克，鲜荷叶6克，竹叶卷心9克，寸麦冬9克，炒谷芽6克，瓜霜紫雪1克（分2次冲服）。

23日：药后仍便秘，辅以灌肠，下粪甚多。舌苔中心仍黄，有时头痛。是里热未清，有灼热之象，宜清热为主。杭菊花6克，玉竹9克，鲜石斛9克，金银花6克，鲜荷叶1张，竹叶卷心6克，鲜生地9克，藁本3克，鲜菖蒲3克，麦芽9克，紫雪2.4克（分2次冲服）。

24日：脉微，神清。前方去紫雪丹再进。

25日：右脉滑，左脉缓，舌黄苔微腻，前额微痛，食欲欠佳，大便二日未畅行，但腹软。是阳明余热未净，拟和胃清热。太子参3克，寸麦冬6克，糖瓜蒌9克，炒谷芽9克，香稻芽6克，炙甘草3克。

26日：停药观察。

9月3日出院时，一般情况良好，检查并无阳性发现。26日追踪访问，无后遗症发现。

此患儿狂躁异常，且弄舌不止，是心经火毒炽盛，故始终以清宫安宫为治，坚持不渝，得化险为夷。中间因抗拒服药，曾辅以外敷法，在短时间内，即热势渐减，神智渐安，法简效捷。

养血祛风清络法治疗乙脑“暑温陷入血分”

患者王某，20岁，女性，太原籍。病历号29322，入院日期：1958年8月23日；出院日期：9月15日。

主诉：发热，头痛，凡1天而入院。

患者于入院前一日上午开始头晕，头痛，今日上午有恶寒发热感，呕吐。下午到某医院检查脑脊液，诊断为乙型脑炎，乃转来本院。既往及月经史无特殊。

检查：体温38.5℃，发育营养良好，皮肤无疹，未发现全身淋巴结肿大，颈有抵抗，心肺未见异常，肝脾未触及，脊柱四肢无畸形，膝反射存在。克匿格氏征阳性，巴宾斯基氏征，奥本罕姆氏征均阴性。胸部透视无异常发现。血象：血红蛋白12.1克，红细胞387万，白细胞17,100，中性78%，淋巴22%。脑脊液：总细胞数352，白细胞270，中性93%，淋巴7%，蛋白+，糖2~5管阳性，外观清。小便正常。流行性乙型脑炎补体结合试验第1次阴性。

入院诊断：流行性乙型脑炎。

治疗经过：8月23日：体温38.5℃，月经适来，有时谵语，频欲外出，周身掣动。脉左大于右，舌白罩黄。拟予清卫分气分之热，免致温邪陷入血分。青蒿6克，鲜佩兰6克，淡豆豉12克，葱白3根，薄荷6克，金银花12克，香薷9克，连翘9克，竹茹9克，鲜竹叶9克，鲜芦根30克。瓜霜紫雪1克，分2次用药汁冲服。

24日：体温升高达40.3℃，壮热神昏，微有汗，手足厥冷，脉沉数。谨防痉厥。安脑丸6丸，分2次服。药引：龙胆草3克，犀角6克，细生地18克，菊花12克，归身12克，全蝎6克，川连3克，羚羊角屑1克（分2次冲服）。水煎送服安脑丸。

25日：神识昏蒙，舌苔白而腻，脉数大。原方再进。

26日：体温38℃，依然神昏，四肢发厥，苔黄脉缓，热已陷入血室兼犯心包。拟养血祛风清络热以通四末，佐以醒脑。当归身3克，杭白芍9克，白僵蚕9克，杭菊花9克，双钩藤9克，嫩桑枝15克，地龙皮3克。另局方至宝丹2丸，分2次服。

27日：体温37℃，身热已退，神识清醒，惟大便欠畅，舌苔仍薄黄微腻，脉缓。拟养血活血兼疏通脉络。归身12克，京赤芍9克，川芎片3克，生地黄12克，白僵蚕9克，糖瓜蒌9克，怀牛膝6克，地龙皮3克，嫩桑枝15克，红花饼3克。

28日：体温36.4℃，脉缓，苔退，停药观察。

历时半月，时服养血益气之药，至9月15日出院，一般情况良好，无后遗症。

葛根芩连汤治乙脑“挟热下利”

黄某，男性，3岁，于1958年8月20日入院，病历号29303，确诊为流行性乙型脑炎。

患儿入院时，高热达40℃，有汗，口渴，面赤，唇干，呕吐，舌苔黄而润，大便日2次，微溏。脉数，右大于左。认为暑邪已入阳明气分，予以辛凉重剂，白虎汤加味：

处方：生石膏45克　知母6克　山药9克　连翘9克　粳米9克　炙甘草3克

21日晨二诊：热反加高到40.5℃，舌黄而腻，大便日3次，溏薄。仍进原方，石膏量加至60克。午后再诊，体温升至40.9℃，更加入人参服之，热仍如故。大便溏泄不减。

22日三诊：前后大剂白虎汤连用2天，高热不但不退，而且溏便增至4次，闻声惊惕，气粗呕恶，病势趋向恶化。但汗出、口渴、高热、舌黄、脉大而数，均是白虎汤之适应证，何以服后诸症不减反有加重呢？苦思良久，忽悟到患儿人迎脉数、面赤、高热、汗出、微喘，是表有邪；舌黄不燥、呕恶上逆、大便溏泻且次数多，是脾胃蕴有暑湿，乃挟热下利证。前此屡投清阳明经热之白虎，既犯不顾表邪之错误，又犯膏、母凉润助湿之禁忌，无怪服药后高热和溏泻反有增无减。患儿既属挟热下利，纯系葛根黄芩黄连汤证，因亟为处方：葛根12克，黄芩9克，黄连1.5克，甘草3克，1剂甫下，热即减至39.4℃，2剂又减至38.8℃，大便转佳，呕恶亦止，很快痊愈出院。

豁痰开窍法治疗乙脑“热深厥深”

刘某，59岁，家庭妇女，北京人。住院病历号29506，入院日期：1958年8月27日；出院日期：9月28日。

入院情况：发烧、头痛，昨日开始昏迷。于7日前发冷发热，无汗，疲乏无力，恶心，呕吐，继而陷入昏迷。由某医院介绍来本院就诊。

病前曾有恶寒便秘，未曾接种过脑炎疫苗。既往曾患喘息、头痛、甲状腺肿大等病。

体格检查：体温 39.8℃，营养较差，半昏迷状态，两眼瞳孔缩小，舌有白黄苔，心尖部有轻度收缩期吹风样杂音。巴宾斯基氏征阳性，克匿格氏征阳性，项部强直，颈部肿物如儿头大而硬，无搏动。

血：白细胞 10250，未做分类。脑脊液：细胞 42 个，多核 45 个，淋巴 55 个，糖 1～5 管阳性，潘迪试验阴性。

8 月 28 日，补体结合试验阴性。

诊断：①乙型脑炎。②甲状腺囊肿。

8 月 27 日下午 3 时体温高 39℃，手足清冷，神昏，食则呕吐，舌苔黄白而厚。大便一周未解，脉沉而数。有热深厥深之象。用安脑丸清热解毒。

安脑丸 6 粒，每次用药引煎汤服 3 粒，3 小时 1 次。药引用：犀角 6 克，生地黄 18 克，当归身 9 克，川黄连 4.5 克，龙胆草 3 克，菊花 9 克，竹茹 9 克。

27 日晚 9 时，四肢已温，脉亦稍起。惟热象不显，且起卧频繁不安，神识时昏时清，仍予前药 1 剂（药引去竹茹加薄荷 3 克）。

28 日，热稍退，四肢微厥，神识似清不清，舌同昨日，脉细数无力。大便已通。以原方再进，下午 6 时，仍发热无汗，神识昏蒙，脉寸关沉数，舌白，微罩浅黄苔。拟清宫透邪，佐以芳香醒脑。竹叶卷心 9 克，连翘心 9 克，寸麦冬 9 克，润玄参 9 克，鲜荷叶边 12 克，莲子心 3 克，乌犀角 3 克。水煎，送服安宫牛黄丸 2 丸。

29 日：半昏迷，谵妄，克氏征（+），巴氏征（+）。舌黄白苔，项强，齿垢。心肺正常，腹正常。脉寸部无力，关中取弦，沉取滑无力，额、腹热，四肢清冷。舌苔白厚腻微滑，鼻鼾，喉有痰声。证已陷入，痰热阻塞心包，并虚多实少，有痰厥之虞。拟清热利痰佐以芳化。鲜菖蒲 6 克，远志肉 4.5 克，天竺黄 6 克，瓜蒌皮 6 克，茯苓 9 克，法半夏 9 克，化橘红 6 克，竹沥 15 克，生姜汁 5 滴，苏合香丸 1 丸（兑入药汁内）。分 3 次凉服。

29 日下午 7 时，热始退（36.4℃），手足回温，脉见起色，但寸部仍无力，神智未清，鼻鼾声仍在，似有痰。前方去苏合香丸，改用犀珀至宝丹 1 丸，分 2 次药汁送服，4 小时 1 次。

30 日，神识渐清，脉象升举。舌中心苔黄微糙。拟再化痰清热，踵原方消息之。鲜菖蒲 6 克，远志肉 4.5 克，天竺黄 6 克，瓜蒌仁（研）6 克，茯苓 9 克，法半夏 9 克，化橘红 4.5 克，川连 3 克，枳实 3 克，竹沥 15 克，生姜汁 15 克，犀珀至宝丹 1 丸，分 2 次用药汁冲服，4 小时 1 次。

31 日，热已退，神识渐清，舌苔黄厚而糙，脉沉细。4 天以来未大便，予小陷胸汤加味。糖瓜蒌 12 克，清半夏 9 克，黄连 3 克，枳实 4.5 克。

9 月 1 日，神识清楚，语言不甚清晰，心脏所见如前，肺无变化，腹正常。项强，克氏征（+），巴氏征（+），舌苔黄糙厚腻有裂纹，不思食，脉细数而虚，大便未畅。原方加玄明粉 3 克（后下），服 1 剂。

2 日，无烧，舌苔黄厚不燥但有裂纹，脉细数而虚，大便仍未行，不思食。改用养阴法治之。太子参 9 克，大麦冬 9 克，炙甘草 4.5 克，玉竹 9 克，五味子 10 粒。

3日，咽正常，舌白黄苔，肺正常，心尖仍有杂音，腹壁反射未引出，项强轻度。巴氏征（+），克氏征（+）。大便经灌肠已通。脉细数而虚，食欲增进，饮水尚可。臀部有小儿手掌大潮红一处。体力弱，消瘦，下肢麻木，照原方再予1剂。

此后惟四肢关节作痛，以养肝补血活络之剂治之，逐渐痊可。未留有后遗症。于9月28日出院。

此病在入院以后，服安脑丸一天半，虽热势稍杀，而昏迷谵妄不减。嗣服清宫汤、安宫丸等，亦无大变化。当此之时，高热昏迷已持续两日，且衰年兼有宿疾，危险已迫于眉睫。亟谋会诊，认为鼻鼾嗜睡，舌腻肢寒，是痰阻包络之象，改用豁痰开窍，一剂则热退脉起，手足回温。以辛凉退热，而远胜清凉，化险为夷于一转手间，可见辨证在临床施治上的重要性了。

安脑丸治疗流行性乙型脑炎

患者运某，男性，33岁。于8月10日开始头痛，头晕，身痛。13日发热（38℃左右），食欲减退，咳嗽，以为是感冒，曾服西药治疗未效。17日神识不甚清楚。18日晨，有谵语。因送至某医院，检查为乙型脑炎，转至传染病医院。

18日下午4时，诊察病状，头痛，项强，面赤，唇干，牙关紧，舌苔白，中心较腻，舌质淡红。白睛有红丝。发热39℃，无汗，咳嗽。神识昏迷，谵语，扬手掷足，躁扰不安，脉沉，模糊不清。认为暑风内陷，治以清热安脑熄风之剂。

先用安宫牛黄丸1粒，煎鲜芦根、鲜竹叶汤送服，隔时即用安脑丸2粒。再用：乌犀角1克（先煎），龙胆草1.5克（炒），细生地12克，蝎尾1克（炙、研、冲），川连1克，当归身9克，羚羊角1.5克（先煎），共合一处。煎2次，取100毫升，送服安脑丸2粒，因患者神昏谵妄，药难下咽，取鼻饲法。

到下午7时15分，除胸前微有汗外，其他症状如前。仍用安脑丸4粒，分2次用同前的药引送服。

19日上午6时，患者在夜间曾竟夕狂躁不安，叫嚷不停，目常开不闭，口噤，时龂齿。胸背部及两上肢汗出如洗，腰腹部微似有汗，两脉洪大而长，今晨脉转弦数，右甚。舌苔白少津，体温下降到37.8℃，足冷无大便，因得汗至9时，狂躁稍安。仍进安脑丸2粒，药引如前方。

下午2时，患者依然神昏口噤，大便无，两足冷。可喜上身微汗，能口饲牛乳，呼其名有时能应。脉弦数，舌苔白。仍续服安脑丸2粒，药引同前。夜间9时一般情况好转，仍备前方2剂，今晚8时1剂，明早7时服1剂。

20日7时诊察，脉见代（每32～48次一歇止）神识已经清醒，能张口吐舌，其爱人来视，知对之流眼泪，但不能出语。下午自起在屋角大小便，已不龂齿。舌苔白，有时咳，微有痰。证属邪由表达，余邪未净（体温37.7℃），之候，予以淡渗宣化之剂，渐次痊可，9月2日出院。

本病例治疗过程，自8月18日起，除首次服1丸安宫牛黄丸外，迄20日，共服用安脑丸14粒，药引始终无加减。20日以后，略服清淡宣化之剂，病情逐步向愈。乃停药观察，自23日至28日，精神渐振，微有头晕及胃呆，予以扶正健胃药1帖，至30日食欲好转，9月2日停药，除体力较弱外，无任何不适，乃出院。

本病例是暑温范畴内之偏于寒湿者。患者热不扬而足冷，是属寒象，舌苔白而稍腻，是属湿征。精神沉困如蒙，嗜睡，暑邪内伏，滞而难达。采用安脑丸的动机，是以此丸为有发越寒遏湿滞之功，使寒散则内邪得越，湿开则伏热得透，而后再清化余邪，自易为力。循此施治，幸而获愈。但只此4例，殊不足以说明问题。我们在治疗其他脑炎当中，虽也采用了几例，因为病型不同，仅用1~2次辄止。其中亦有能制止抽搐灭杀病势者，尚未敢确定其效果。回忆我个人于1950年秋季，在河北省唐山市传染病院，曾用安脑丸施治乙型脑炎5例，均收到痊愈良效。1951年一旧友之爱人，怀孕7月，患乙型脑炎症，曾用安脑丸2次，病势虽缠延月余，幸母子无恙而痊愈。

安脑丸方（恽铁樵原方）

金钱白花蛇6条（去头隔纸烘，研筛），全蝎9克，白附子4.5克，薄荷9克，梅片9克，独活15克，川生乌6克，天麻9克，明雄黄60克，麻黄60克，犀牛黄4.5克，麝香3克。上药另将麻黄用陈绍兴酒2盅，煎至1盅，去渣不用，再于所煎之酒内加入蜜15克，熬至成膏，勿令焦赤，再将前11味药分轧细或研细，合一处，兑入热药膏，众手疾拈做丸，如绿豆大（如无金钱白花蛇，真蕲蛇可代用。真蕲蛇约需18克）。

【方解】 乙型脑炎当发生抽搐阶段，中医谓之暑风，或暑痉，或暑痫，是季节性的流行痉病，较一般惊风抽搐为重。因系时病侵犯脑部所发之病，非有祛邪解毒之品，不足以消除沉重弥漫之脑炎，所以用多量之雄黄；非有解表通阳之药，不足以透发经脉留滞之时邪，所以麻黄之量，亦与雄黄等重。金钱蛇、全蝎，能弛缓痉挛抽搐，是本方之主药。天麻、独活、白附子、薄荷，疏风祛湿散热，是间接治痉，并辅佐麻黄发越病邪。川乌生用取其慓悍之力，直达病所。又用麝香、冰片之香，窜以开窍，用牛黄之幽香以化痰，更以陈酒熬膏，同白附子引药上行头部，各药在相互联系下，以成其疏风止痉解毒祛邪之功，用治流行性乙型脑炎，确为对症之良剂。

发高热抽搐用安脑丸之引药

犀角尖磨冲1克，龙胆草炒1.5克，细生地12克，蝎尾炙研0.6克，川连1克，归身9克，煎汤送服安脑丸2粒，病重者，须连服4或5帖，并将第1帖内加羚羊角0.6克。此指最重者而言，通常只要照安脑丸仿单服药即已妥当。

【方解】 本方虽为安脑丸之引药，实系双轨并进之大药，龙胆草在《千金方》为治痉之必须品，于发高烧之乙型脑炎尤好，并佐以同一气味之黄连，其力更加雄厚。犀角是用以解心包之毒热，蝎尾是用以熄肝经之风邪，生地黄滋肾液即所以荣肝，当归身养肝血即所以定风；且生地兼具有节制安脑丸中麻黄辛温发散之作用。合成煎剂，用以送服安脑丸，在发高热并抽搐之脑炎时，为常须进用之方剂。

附罗氏牛黄丸（《证治准绳》）

治“惊风，五痫，天钓，客忤”。

牛黄、辰砂各9克，生川乌1枚（重15克，去皮脐），白花蛇（酒浸取肉）、白附子、全蝎、天麻、薄荷叶、片脑（另研）各15克，雄黄150克，麝香3克。

先将白花蛇、白附子、全蝎、川乌、天麻、薄荷叶6味研细，次入雄黄、辰砂、牛黄、麝香和匀，另以麻黄30克（去根）、酒1000毫升，煎至一盏，去麻黄用酒，加蜜少许，熬药得所，勿至焦赤，众手疾做丸，如芡实大，金箔为衣。1丸作5服，金银、薄荷汤磨化。以上可供参考。

疟疾的不同治例

我在临床上对于疟疾治疗的病例不够多，因之对于病情的体会也不够深刻，但曾按中医“辨证施治”的原则去医治，却往往着手有效，故不惭一述。

温疟验案　友人裴某之第三女患疟，某医投以柴胡剂2帖，不愈。余诊其脉洪滑，询之月经正常，未怀孕。每日下午发作时，热多寒少，汗大出，恶风，烦渴喜饮。思此是“温疟”，脉洪滑，烦渴喜饮，是白虎汤证，汗出恶风，是桂枝汤证，即书白虎加桂枝汤：生石膏48克，知母18克，炙甘草6克，粳米18克，桂枝9克。清水4盅，煮米熟，汤成，温服。1剂病愈大半，2剂疟不复作。足见迷信柴胡或其他疟疾特效药而不知灵活以掌握之者，殊有失中医辨证施治之规律。

虚疟验案　外甥李某，农民。十五六岁读书时，余在距故乡（河北滦县）四十里司集镇行医适回家省亲，妹言其患疟已历一月有余，屡服奎宁，虽愈而旋即复发，劳累则更甚。余视其颜面苍白，肢体羸瘦，诊其脉虚弱无力，舌稍胖大而无苔。投以八珍汤以补其气血之虚，增入草果、神曲，以治疟兼化滞，3剂气力渐充，疟发见轻，改予以何人饮加减：何首乌15克，人参9克，青皮3克，木香3克，炙甘草6克，生姜4片，大枣3枚（擘，去核）。2剂而疟止，体气不日即恢复。此后每遇疟疾之偏虚者，必加何首乌数克，多获良效。

恶性疟疾验案　刘某，农民。平时体力很壮，秋日病疟日久，屡治无效，面黄肌瘦。为检《良朋汇集》，见有疟灵丹，治疟疾发过5次者有效："拣雄黑豆（即比较颗粒尖形者）49粒，用水泡一昼夜，捏去皮，净石臼内捣烂，入红砒石末3克，雄黄末3克，和匀，做30丸，晒干。每服一丸，临发之日。空心日未出时，用无根水吞下一粒。此一日不许吃一点茶饭酒食，如渴，只饮凉水，晚间方许吃些冷饭。忌热物一日，犯则呕吐"。次日不发则停服。砒石虽是剧毒药，但少服无妨。按方配制与服，服后吐黄水若干，疟于此即未发而愈。

五味消毒饮治疗败血症

忆及一九六几年曾经治疗过一例败血症。患者王某，男性，年20岁，农民。因发高烧不退而入某医院，检查体温，高达40℃，血细菌培养，金黄色葡萄球菌、绿脓杆菌生长，诊断为败血症。用各种抗生素未效，数日间高热持续在40℃不降。因约我会诊。

抚按患者皮肤烙手，形削骨立，脉数疾，舌干口红，是毒热炽盛之候。为疏五味消毒饮。

金银花15克　蒲公英9克　紫花地丁9克　野小菊9

克　紫背天葵根9克　酒引、水煎热服，取微汗。

二诊，服药5剂后，体温减至39℃上下，细菌培养未见控制，脉仍数，舌红略减。考虑前方虽对症而病重药轻，为加入金线重楼9克，半枝莲9克，以增益解毒清热之力。再进5剂。

三诊，高热下降到38℃以下，细菌培养（－）。

四诊，高热基本消失，脉微数，舌质接近正常，为疏清养之剂，以善其后。

本方取金银花寒能解毒，甘不伤胃为主药，以宣通气血，疏散毒热；蒲公英、地丁，消痈毒，散结热为佐，野小菊、天葵根凉血散瘀为使。金线重楼，即草河车（又名蚤休）之外皮紫内里白色者，同地丁、半枝莲配合，治疗毒甚捷；半枝莲，即鼠牙半枝莲，治一切大毒疔毒，大有功效。据现代药理研究，金银花、蒲公英、地丁、野菊花对葡萄球菌分别有抑菌作用，为治疗疮毒之要药。

过去我在唐山时，为友人张某的岳父治疗疔毒走黄，曾用五味消毒饮，取得捷效。当时，患者左上臂近腕处生一紫色疔毒，麻痒特甚。经割治后，漫肿无度，并有一红线上延至肩，神识昏迷，势甚危急。邀余于百里外赴滦县城里诊治，见患者昏睡，臂肿甚，高热，脉数疾。亟投五味消毒饮，于上午11时服下，至下午4时，神智即见清醒，能识人，继续服药而愈。

复元活血汤治疗跌仆瘀血证

患者刘某，男性，1969年7月29日来诊。六脉弦硬，左关尤甚。自诉：头痛已年久不愈，并时发身痛，有脑动脉硬化症，尝服中西药迄无显效。自述“头痛身痛如针刺”。这种疼痛，多属瘀血证，追询病史，而知其因跌倒后而患此症。因断定是瘀血性头痛兼身痛。先投复元活血汤以化瘀：柴胡9克，天花粉9克，当归尾9克，穿山甲（炮）9克，桃仁6克，红花6克，川军6克。清水黄酒各半煎，温服。连服7剂。8月20日复诊，头痛已愈，再按原方服数剂，身疼亦愈。

郑某，女性，年60岁。于1970年4月17日就诊。自诉：因从高坠下，脑震荡，头昏失眠，不能走路，已3个多月。诊其脉沉涩，视其舌紫黯，瘀血证具在。投以复元活血汤，服7剂。29日复诊，能安睡，但舌下静脉仍呈现紫色，喉中有痰，前方加竹茹、半夏，服数剂后，头已不昏，走路如常人。

从例一的年深日久头痛证看，因已有脑动脉硬化症，往往会认为是寻常肝阳僭越，肝风上扰的头痛证，多意识不到是瘀血性的头痛。在问诊中，因有刺痛而理会到是瘀血，由瘀血而问出曾受过外伤，肯定了外伤性瘀血是本病的实质，从而取到了满意的疗效。头痛是现象，外伤性瘀血是本质，它的如针刺的特殊点与长期的顽固性，都表明了和其他性质的头痛不一样。瘀血性疼痛的表现，不仅刺痛和长期顽固，如部位固定，或因阴雨刮风和劳累而增重，或昼轻夜重，与望诊上唇舌紫黯，切诊上脉沉弦或细涩，这些都应考虑是瘀血性的，都不是一般行气熄风定痛的疗法所能奏效。其起因不论是跌打坠落的暂与久的重伤，即皮肤微伤，血流于内部而作痛的，均应作瘀血治。还曾治过一例腰疼患者，中西止痛药纷投都无效。询其得病原因，云30年前，曾因坠马后而患此症。即投以七厘散活血化瘀，不日痊愈。

复元活血汤，治跌仆损伤，坠车落马，瘀血留于胁下，痛不可忍者。汪昂谓:“不问伤在何经，恶血必留于胁下，以肝主血故也”。肝胆的经络行于胁肋，故方中用柴胡疏肝胆之气。柴胡多用，有活血化瘀之作用。山甲走窜，破诸经络之结滞。更用桃仁之润以行之，红花之温以导之，归尾之辛以通之。天花粉甘凉散血，甘草缓急止痛，大黄能荡涤凝瘀败血，酒能通经活血。本方不仅能去瘀，而且能生新，使气血通畅，疼痛自平。

本方不独治胁下瘀血作痛，凡系跌打损伤，无论周身上下，也无论新久之瘀血作痛者，均有效验。山东中医学院骨科教研组曾用本方加减治疗因外伤引起的腕、踝关节软组织血肿，效果良好。一般服药 2 ~3 剂后，疼痛减轻，肿胀渐消；轻者 5 剂，重者 8 剂，则告痊愈。其加减法：①局部皮色、温度正常，按之肿如绵者，加青皮、陈皮、木香、香附；②局部肿硬，表面有青紫血晕，温度正常者，加赤芍、苏木、血竭、三七；③如肿硬如石，皮色红紫，温度增高者，加赤芍、丹皮、乳香、没药、紫草、地龙；④伤在上肢，加桂枝、桑枝；在下肢加牛膝、木瓜等。

生水蛭生山药末治瘀血成积证

1935 年我在故乡执行医业时，曾为井儿里徐姓女年 25 岁，治其少腹瘀血已成癥块症。女结婚 5 年从未受孕，小腹左侧有一癥块如鸭卵大，经常作痛，行经时尤甚，推之不移动，大便畅通，不似有燥屎，断为瘀血日久成积，非桃仁承气汤所能荡下，亦非少腹逐瘀汤轻剂所能温化。因先用针刺，再投以有力之祛瘀化积剂常服之。

处方：生水蛭60克，生山药240克，共为细末，每服9克，开水冲，早晚各1次。

患者在服药期间，行经有黑血块，服完一料后，癥块消失，次年即生1女。

山药能养正补气，用以成水蛭啮血逐瘀之功，是补而不滞，攻而无伤，攻补兼施法。张锡纯《医学衷中参西录》倡用生水蛭攻瘀，于人无损，破除前人“水蛭见水复能化生啮人脏腑”之谬说。我在初学医时，对峻烈药尝作口服试验，虽曾遇毒而无悔。拿干水蛭为末置水中七日，见无化生复活之事，乃根据张氏之说放胆用之。张氏述说治瘀血的经验云：“凡破血之药，多伤气分，惟水蛭味咸专入血分，于气分丝毫无损。且服后腹不觉疼，并不觉开破，而瘀血默消于无形，真良药也，愚治妇女月闭癥瘕之证，其脉不虚弱者，恒但用水蛭轧细，开水送服一钱，日两次。虽数年瘀血坚结，一月可以尽消。”

通阳和营法治肢端动脉痉挛病

朱某，女性，已婚，病历号27144，吉林省人，于1959年3月11日来我院诊治，自述于1958年12月发现两手发紧，麻木，厥冷，抽搐，紫绀，3个月前两手指尖发白，继而青紫，麻木，放入热水中则痛，诊断为雷诺氏现象，经中西医药及针刺疗法均未效，至12月份，右手食指末梢指锤发现瘀血青紫小点，逐渐扩大如豆粒，日久不消，最后破溃，溃后日久，稍见分泌物，创面青紫，现已两月，经外敷药物治疗不效。

诊其两脉细弱，舌尖红，两侧有白腻苔，双手置于冷水中经5分钟后指锤变暗，10分钟后指锤即现紫绀，15分钟后紫绀更加明显，尤以中指为甚。余无其他阳性体征。投以仲景当归四逆汤以通阳和营：当归9克　细辛3克　木通1.5克　（《伤寒论》原方系通草，考古之通草即今之木通）　白芍6克　炙甘草4.5克　桂枝6克　大枣5枚。服药3剂至1月28日手指遇冷则青紫如前。惟左脉现紧象，前方加吴萸4.5克，生姜6克，同时针刺足趾相应部位出血，至2月9日，前方共服16剂，指锤发紫大为减退，右手食指创口愈合，舌两侧之苔渐退。脉稍见有力。至3月6日，前方又服17剂，手指创口愈合未发，指锤入冷水试验疼痛减轻，脉已渐大，舌两侧白腻苔已不甚明显。惟于晨起口干，右侧腰痛。原方当归、芍药各加3克，又服6剂停药观察，于1962年12月13日追访，云入冬后又犯，手指坏疽未复发。

本例病状在进行中，并已引起坏疽及继发感染，局部病灶经多方治疗无效。自服当归四逆汤之后，逐渐愈合，此例经年随访虽未根除，然当时疗效尚好。此证特点为两手发紧、麻、凉、紫绀，甚至形成坏疽、脉细弱等症，当属厥阴病，厥阴经最里，外邪侵入则阴血阻滞，不能荣于四末，故现脉细肢厥之症。当归四逆汤方中以当归为主，以和其周身之血脉；以桂芍和荣卫之气；佐以细辛通表里上下之经络；使以木通开内外之孔窍；又以大枣补中宫而益血液；甘草和诸药而益中气。

综合观之，可谓通阳和营之方。2 月 28 日诊得脉紧则加吴萸、生姜，取其温肝暖下，泻其寒实之邪。如此周身经络皆可通和，无需参苓之补、姜附之峻，而脉微、肢厥、紫绀、坏疽等症，均可得以消失。

当归四逆汤治冻伤

赵某，男性，30 余岁，滦县人。于 1946 年严冬之季，天降大雪，当时国民党军队，以清乡为名，大肆骚扰，当地居民被迫逃亡，流离失所，栖身无处，死亡甚多，赵南奔至渤海滨芦丛中，风雪交加，冻仆于地，爬行数里，偃卧于地而待毙，邻近人发现后，抬回村中，其状亟危，结合病情，以其手足厥逆，卧难转侧，遂急投与仲景当归四逆汤：当归 9 克，桂枝 9 克，芍药 9 克，细辛 3 克，木通 3 克，炙草 6 克，大枣 4 枚，嘱连服数剂，以厥回体温为度，4 剂药后，遍身起大紫泡如核桃，数日后即能转动，月余而大愈。

当归四逆汤系仲景为厥阴病“手足厥寒，脉细欲绝”而设，冻僵与厥阴似无关系，但手足厥寒，脉细或无，究其机理，则同为寒邪所干，机能减低或消失。故可异病同治。本方以当归、细辛、木通入桂枝汤中，内能温通血脉，外可解肌散寒，投之于冻伤而寒邪尚未化热之前，既可促进机体自我恢复，又能直驱寒邪从表而出，药证相合，如因迁延时日，或治不如法，转为冻疮，仍可用本方调治。

从“痰核”论治多发性脂肪瘤及慢性淋巴结炎

患者林某，男性，34岁，军人，1975年1月25日初诊。

主诉：皮下发现多数结节半年余。

病史及治疗经过：缘于半年前发现皮下有针刺样疼痛，自己可以触及许多小疙瘩，按、摸均疼痛，初发自胸开始，逐渐向上肢尺侧发展。四肢疼痛，每于午后2～10时尤甚，有时在睡中痛醒，易出汗，不时心慌气短，善太息，手足热而乏力。大便先干后溏，每2～3天一次。检查其大腿内侧及上肢内侧有米粒大至小豆大之多数结节及索条状物。经病理检查：大腿内侧切除物为“多发性脂肪瘤”，上肢切除之结节为“淋巴结慢性炎症”。经中西医药治疗不效。

舌苔白腻，脉短。其脉证阴有余而阳不足，肠胃功能不佳，影响于外，以其在睡眠时发生疼痛多，先用《医宗金鉴》当归饮加减，从阴入手，以“滋阴润便法”调理大便，多用黄芪有助于皮下结节之消散，再加麻仁、苁蓉润肠胃。

当归15克　白芍6克　赤芍6克　川芎4.5克　生地12克　白蒺藜12克　何首乌15克　黄芪24克　炙草6克　胡麻仁9克　肉苁蓉9克　7剂。

7剂后，至1975年2月1日二诊，大便已不干，四肢及胸痛减轻。舌苔薄白稍黄，脉象仍短，改投王肯堂的荣卫返魂汤加味：

何首乌15克　白芷9克　乌药（炒）6克　小茴香（炒）6克　当归12克　木通6克　炒赤芍9克　枳壳6克　生草6克　独活6克　天南星9克　水酒各半煎服。

2月19日三诊：上方服14剂后，皮下结节变小，痛减轻，且较前易于活动，左背、胁部时痛，二便饮食正常，体力增加，精神好转。舌苔腻象减，脉象转滑，前方加半夏12克再服14剂，至3月1日四诊：舌脉同前，自觉全身发凉。前方去木通，再服14剂。至3月19日五诊：背胁及身痛减轻，自觉皮下结节减少。舌苔减少，脉象柔和，此方加减服至1975年4月22日六诊：又服22剂，身痛基本消失未发，皮下结节已基本消失，只偶触及一二个。体力增加且已能参加半日劳动。只于第二方药后，腹稍痛，大便稍稀且有少量黏液，脉之滑象亦减。前方何首乌改9克，再服7剂，至1975年5月7日七诊：身痛已消失，皮下结节消失后未发，别无其他症状，舌苔薄腻，改用《证治准绳》十宣散为之善后。

黄芪60克　党参60克　当归60克　姜朴30克　桔梗30克　川芎30克　防风30克　白芷30克　甘草30克　桂心9克

共为细末，早晚各服6克。

按：痰之为病，既顽且幻，痰核乃其一例。《丹溪心法附余》指出："凡人头面颈颊身中有结核，不痛不红不作脓者，皆痰注也，宜随处用药消之。"总因素体阴虚，邪热内生，津血被灼，不得泄泽，凝聚于皮肉关节间，而成有形之物。肾主津液，津液凝聚，肾不为无责。而本例患者已现心慌，气短，善太息，大便先干后溏，手足热而无力，显系肾与心肺肝脾五脏俱病。由于痰核起病急，发展迅速，为数众多，严重阻碍气血周流，遂致疼痛剧烈，诸症蜂起。初诊时脉短、苔白腻，中气已是大虚。此时之治，虽有内经“结者散之”、“损者益之”可遵，而攻邪则恐伤正，扶正又畏助邪，选方用药，稍有不当，即成抱薪救火。故开始以当归饮加减调和营卫。《医宗金鉴》当归饮系治小儿初生无皮之方。即圣愈汤加白鲜皮、白蒺藜、何首乌、甘草，以四物合何首乌养血，参芪草补气，白蒺藜去风散结，白鲜皮去风通血脉。取其具营卫兼补，补中有行之妙，去人参、白鲜皮加赤芍、胡麻仁、苁蓉，意在速补营阴。因营分为贼窟所在，实之则邪不能踞。

然后以营卫返魂汤加减消除失道宿痰。营卫返魂汤又名通顺散、何首乌散，首见于明·杨清叟著《仙授外科集验方》，后收入王肯堂《外科准绳》中，遂得广为流传，作者自论原方方义为“此药大能顺气匀血”，此药扶植胃本，不伤元气，荡涤邪秽，自然通顺，不生变证；并列举本方主治之十五证，失道宿痰即其所擅。岳老认为本方对痰核、流注疗效可靠，故参原书所载加减之法，令患者守服56剂，终收身不痛，核全消，体力渐增之绩。

最后以十宣散温养气血。十宣散又名托里十补散，原系《局方》，亦为《外科准绳》所收，汪昂《医方集解》谓本方为“此手足太阴、足厥阴、阳明药也。参芪补气，芎归活血，甘草解毒，桂心、白芷、桔梗排脓，厚朴泻实满，防风散风邪，为表里气血之药，共成助阳内托之功也”。投以本方，即取其有助阳内托之功，温养气血，以防旧薮复陷。

人参败毒散治惯生疮疖

李某，年39岁，男性，干部。

患皮肤病，遍体生疮疖，终年此愈彼起，并患顽癣。于1970年春季就诊。视其疮疖，项部为多，顽癣则腰、腹部及大腿部丛生，粘连成片如掌大，时出黄水，奇痒难熬，久治不愈。我已给他用过内服、外擦的多种方药，迄无效果。诊其脉虽稍数而中露虚象，舌边有齿痕，因予人参败毒散作汤用：党参9克，茯苓9克，甘草6克，枳壳6克，桔梗4.5克，柴胡6克，前胡6克，羌活9克，独活6克，川芎6克，薄荷1.5克，生姜6克，嘱服数剂，半月后复诊，察顽癣有收敛现象，嘱再服半月后，察大腿部顽癣痂皮脱落，露出鲜红嫩肉，腰腹部者脓汁亦减少。因令他长期服用，3个月后，只腰部之癣疾未愈，而频年惯发之疮疖从未发生。1972年冬季追询，腰部顽癣仍存在，而疮疖则终未再发。

《和剂局方》人参败毒散，是主治风寒湿热不正之气发为时疫之剂，并治发于皮肤致生瘾疹疮疖者。方中羌活入太阳而散游风；独活入少阴而理伏风，兼能除痛；柴胡解热升清，协川芎以和血祛湿；前胡、枳壳降气，协桔梗、茯苓以除湿消肿；甘草和里安中；人参辅正攘邪；引用薄荷、生姜达表透邪。方意是疏导经络，表散邪滞，故名之曰“败毒”。治瘾疹加入蝉蜕更妙。

前人谓此方之妙，全在人参一味，其力能致开阖，始则鼓舞羌、独、柴、前各走其经，而与热毒以分解之门；继而调协精津血气各守其乡，以断邪气复入之路；

与桂枝汤中芍药护营之意相同，能启协济表药之作用。喻昌说:“虚弱之体，必用人参三、五、七分入表药中少助元气，以为驱邪之主，使邪气得药一涌而出，全非补养衰弱之意也。即和解药中，有人参之大力者居间，外邪遇正自不争而退舍，否则邪气之纵悍，安肯听命和解耶……古方表汗用五积散、参苏饮、败毒散，和解用小柴胡、白虎汤、竹叶石膏等方，皆用人参，领内邪外出，乃得速愈”。有人批判喻昌的论点说:“但谓表药中有用人参之法则可，若谓表药中用人参更为得力则不可”。话虽笼统，颇有深意，入人参于外感药中偶一不慎，确有恋邪之弊。且在后汉仲景方内之人参，系党参，视唐时发现之辽东人参，非同科植物，力量较薄，日人吉益东洞在《药征》中归纳仲景人参之作用说:“主治心下痞坚痞硬支结也”。人参确能振起胃机能衰减，东洞深得南阳用参之奥蕴。但有应注意的一点，即小柴胡汤证虽有心下痞硬，而在加减法中“若不渴，外有微热者，去人参”；“若咳者，去人参”，均恐其恋邪。我的临床经验，若外感方中需人参时，用太子参比较好。

对于惯生疮疖的轻症，及湿疹疮疖体质者，日本大冢敬节等所著《中医诊疗要览》中之“十味败毒汤”［荆芥、防风、桔梗、柴胡、川芎、樱皮（若无，以白鲜皮代之）甘草、茯苓、生姜］加连翘，有祛毒功效。故疮疖初期可以内消，即不内消，亦可大减其毒。对于疮疖体质，则以改善体质为目的用之。对于湿疹，亦常有卓效。由于疮疖毒气内攻所致之肾炎，亦可服用。

惯生疮疖之重者，尤其在老人因血燥而皮肤枯干，兼有风热，而发生痒疹者，用《证治准绳》方当归饮能奏效验。方中当归、芍药、川芎、地黄，是四物汤，能润血，使血行良好；防风、荆芥，能驱风解毒，散瘀热；蒺藜能治皮肤瘙痒；黄芪、何首乌，为皮肤营养强壮药。本方也适应于治疗皮肤枯燥瘙痒及日轻夜重的荨麻疹。

清热祛湿法治疗慢性湿疹

慢性湿疹是皮肤科中常见的一种疾病，常反复发作，病程迁延，经久不愈。目前临床治疗多偏重于外治法，有一定效果。至于单纯用内服中药治疗慢性湿疹的病例报道，还很少见。今将在印度尼西亚临床中用内服中药治疗的五例，列之于次。

例一 男，53岁，后颈部皮肤起小丘疹，局部奇痒，并有灼热感，每因食羊肉、饮酒或情绪变化而反复发作，经久不愈。有高血压史。脉濡，舌净。治疗：清热祛湿。药用厚朴、陈皮、黄连、黄芩、茯苓、防风、黄柏、苍术等。治疗32天而愈。

例二 女，51岁。右下眼睑起红色小丘疹及水泡，渗液且奇痒，迄今二年多。治法：清热祛湿化痰，药用法半夏、橘红、茯苓、炙甘草、黄柏、黄芩、苍术等。治疗21天而痊愈。

例三 男，50岁。两下肢伸屈面均有散发性水泡，并有脱屑，色素沉着，皮肤发痒，每因情绪不佳，多食辛辣而诱发、加重，至今已一年多。舌净。治法：养血疏风、清热祛湿，药用当归、地黄、荆芥、防风、生石膏、知母、木通、苍术、胡麻、蝉衣、黄柏、槟榔等。

治疗 19 天而好转。

例四 男，70 岁。右手拇、中指掌面指端皮肤有水泡，脱屑，发痒，每年二三月间发作加重，至今已多年。脉濡，舌尖略红。治法：清热祛湿，药用黄连、黄芩、滑石、陈皮、茯苓、牛黄清心丸等。医疗 45 天而基本治愈。

例五 男，50 岁。右手食、中指因受伤脱去，该处皮肤及背、颈部刺痒，至今已 12 年。脉稍浮。治法：祛风燥湿，药用人参、茯苓、炙甘草、枳实、桔梗、前胡、柴胡、黄芩、防风、生姜、川芎等。治疗 58 天而痊愈。

从慢性湿疹的病因、皮肤部位，以及不同的症状来看，类似祖国医学中的血风疮、浸淫疮、湿癣、乳癣、四弯风、痤疮、黄水疮、茱萸疮、旋耳疮及风湿疡等病症。中医对本病有着丰富的文献记载和治疗经验。大都认为是湿热为患。因而治疗上多主清热祛湿。兼风者佐以疏风；兼血虚者佐以养血；兼血热者尚须凉血等。我们的体会也是如此。如例一至三患者或则体肥多痰，或则发病与过食辛辣、厚味，情志怫郁有关，以致湿热内蕴而发皮肤湿疹；例四患者发病则与春令阳气上升有关；例五体质较弱，风湿留滞皮肤不去。所以这些患者多适用清热祛湿之剂。本病二妙散、二陈汤的加减应用，有一定疗效。心热者加黄芩、黄连；肺胃热者加石膏、知母；中焦不和者加厚朴等；而体虚抗病力不足者，人参败毒散尤为有效之方。从本文五例的治疗效果看来，单纯内服中药，同样也可奏效，说明祖国医学“外病内治”理论的实践价值。

至于内治法治疗慢性湿疹获得疗效的机转方面，初步推想可能是在于这些方药在一定程度上调整神经系统的机能，改善了机体（包括皮肤）的反应性，而使局部病损趋向于好转而至治愈。

玉屏风散治疗表虚自汗证

例一 张某，女性，44岁。患头晕证，于1972年10月14日自山西来求诊。诊其脉虚弦，症状：头晕，耳鸣，时时呕吐，常发作，诊断为内耳眩晕症。认为是肝虚郁湿，投以加味抑肝散，先服7剂。复诊：郁湿见去。继投养肝之剂，用治头晕：炒枣仁9克，山药9克，五味子9克，当归9克，桂圆肉9克。嘱服多剂，持方而去。

1973年春季患者由上海来函述说服药经过，前方共煎服20剂，内耳眩晕症基本痊愈，惟现有自汗不止，恶风，经常感冒、咳嗽，认为她是久病体弱，“表虚自汗”。寄以玉屏风散方：生黄芪120克，白术180克，北防风60克，共为粗末（注意不要碾细，细则不宜煎服），每服9克，煎两次，早晚服。嘱服完一料，以观后效。

1973年7月18日，患者又从上海来北京复诊。云：内耳眩晕症已半年多未犯。在服玉屏风散后，自汗痊愈，今隔两月，又复劳累自汗，但较前轻，现在感冒咳嗽，因予桑菊饮。嘱其咳愈后，仍服玉屏风散一料，以固表止汗。

例二 何某，男性，39岁。于1973年4月9日来诊。其证系甲状腺瘤摘除后，身体较弱，为疏活血消瘿之剂予之。

4 月 19 日复诊，自诉服前药几剂后，又服抗甲状腺肿西药，服后汗出不止，且恶风，每天感冒二三次，虽处密室也不免，颇苦恼。诊其脉弦大，舌有齿痕而胖，断为疏解肌表有过，而伤表阳，致使不能卫外，津液因之不固而外泄，且畏风感冒。这与伤风的自汗不同，彼责之邪实，此责之表虚，彼宜散，此宜补，因投以玉屏风散，为粗末，每用 9 克，日煎服 2 次，服一月为限，观后果如何。

服前散剂 20 日后，又来复诊，云汗已基本不出，感冒亦无。诊其脉，弦大象亦减，惟舌仍胖大。嘱再续服 10 天，以竟全功。

这个方剂出危亦林《世医得效方》，治风邪久留不散，及卫虚自汗不止。王肯堂《证治准绳》名白术黄芪汤，治风虚汗多。我往年尝以玉屏风散作汤用，大其量，治表虚自汗，3～5 剂后，即取得汗收的效验。但不日又复发，再服再效，再复发，似乎此方只有短效而无巩固的长效作用。

后见我院蒲辅周老医师治疗这种病证，用散剂，每日服 9 克，坚持服到 1 月，不独汗止，且疗效巩固，不再复发。我才恍然悟到表虚自汗，是较慢性的肌表生理衰弱证。想以药力改变和恢复生理，必须容许它由量变达到质变，3～5 帖汤剂，岂能使生理骤复？即复，也是药力的表现，而不是生理的康复。因之现在每遇表虚自汗证，惟取散剂持续治之，比较长期地服用，结果疗效满意。

又蒲老用玉屏风散，白术量每超过黄芪量。考白术是脾胃药而资其健运之品，脾健则运化有权，慢性病注重培本，是关键问题。此方加重白术用量，是有其意义的。

回忆在初学医时，读李东垣《脾胃论》，见好多方剂下都标明“为粗末，每服三四钱。”心窃非之，认为这样小量，能起到治疗作用吗？所以每在临床之际，使用东垣方剂时，却自以为是地把散剂擅改作汤剂用，药量之大，超出原方数倍。这样用在疗效上固无多大体会。直到近年使用玉屏风散原方后，才知道以前对东垣制方用量的认识不仅不够，而且是错误的。脾胃的慢性病，是由逐渐积累而形成的，是损及了脾胃生理的功能的，病程既久，不是一朝一夕服几剂大量汤药，所能医治过来的。由此可知，东垣所制方剂是有其实践基础的。

桂枝龙骨牡蛎汤治项部汗自出症

李某，年46岁，男性，于1972年6月11日就诊。

患项部自汗，竟日淋漓不止，频频作拭，颇感苦恼，要求治疗。

诊其脉浮缓无力，汗自出。分析病情，项部是太阳经所过，长期汗出，系经气向上冲逆，持久不愈，必致虚弱。因投以张仲景之桂枝龙骨牡蛎汤，和阳降逆，协调营卫，收敛浮越之气，先服4剂，自汗止，再服4剂，以巩固疗效。

又杜某，亦患此症，于1972年6月28日来诊，用此汤治之，不数剂而愈。

桂枝龙骨牡蛎汤仲景原用治失精之方，今移用治项部自汗不止，应手奏效。方中桂枝治正气虚而表邪微者；白芍药收摄津液；生姜、大枣为胃行津液，调和营卫；炙甘草合桂枝之辛，足以攘外，合芍药之酸，足以安内；龙牡主精神不宁，正气浮越。合之以治表气虚而自汗出，收效。

一味茯苓饮治发秃

徐某，男性，21岁，于1974年7月6日来诊。

患者系发秃症，头顶上如胡桃大圆圈，连结成片，渐成光秃。见者多说此症难愈，心情懊侬，忧郁得很。

切其脉濡，舌稍白，无其他痛苦。为处一味茯苓饮，茯苓500~1000克，为细末，每服6克，白开水冲服，一日两次，要坚持服一个比较长的时期，以发根生出为度。

约服两月余，来复诊，发已丛生，基本痊愈。

忆及其父10余岁时，亦患发秃，脱去三五片，当时即曾投以一味茯苓饮，3月后发生。

张石顽说："茯苓得松之余气而成，甘淡而平，能守五脏真气。其性先升后降。"《内经》言："饮入于胃，游溢精气，上输于脾，脾气散精，上归于肺，通调水道，下输膀胱"。则知淡渗之味性，必先上升而后下降，膀胱气化，则小便利。

发秃的形成，多因水气上泛巅顶，侵蚀发根，使发根腐而枯落。茯苓能上行渗水湿，而导饮下降，湿去则发生，虽不是直接生发，但亦合乎"伏其所主，先其所因"的治疗法则。

回阳救厥法治疗鼻衄

阎某，男性，21岁，唐山市人，汽车司机。素患鼻衄，初未介意，某日，因长途出车，车生故障，修理三日始归家，当晚6时许开始衄血，势如涌泉，历5个多小时不止，家属惶急无策，深夜叩诊，往视之，见患者头倾枕侧，鼻血仍滴沥不止，炕下承以铜盆，血盈其半。患者面如白纸，近之则冷气袭人，抚之不温，问之不语，脉若有若无，神智已失，急疏甘草干姜汤（甘草9克，炮干姜9克），即煎令服，2小时后手足转温，神智渐清，脉渐起，能出语，衄亦遂止，翌晨更与阿胶12克，水煎日服2次，后追访，未复发。

患者素有鼻衄，阳络已伤，今因事不如意，肝气大升，遂至血出如涌。《灵枢·寒热》所谓“暴瘅内逆，肝肺相搏，血溢鼻口”即其病因病机。然此例出血过多，阴液骤失，阳无所附，又值夜半，阴自旺于阳时，阳气暴亡之象毕现，如执补血、止血之法，阴或可挽而阳终难复，变生顷刻，此际，唯冀速回其阳，待厥愈足温，脉续出，神智清醒之后，方可缓图徐治，甘草干姜汤之施，意即在此，然甘草干姜汤非止血之剂，而血竟得止，是因为“阳者，卫外而为固也”（《素问·生气通天论》），阳固则阴自安于内守，即堤防既固，水流则无泛滥之虞。

燥湿化痰法治疗咬牙症

咬牙一症，多见于小儿虫积，成年人则很少见。1974年2月22日，友人宋某携其子来访，谈及其子已25岁，每夜入睡后，即上下齿相切磋，震震有声，可闻于户外，同屋之人，往往惊醒，自己殊以为苦，问我能否以中药治愈？我云旧医籍中还未见过，临床上亦没有经验，只可据四诊投药以试治之。因切其脉滑象显露，望其体，肥壮面色光亮，断为痰饮蓄于中焦，足阳明之脉入上齿，痰阻经络，滞碍气机，或导致咬牙？为拟二陈汤加焦荷叶以燥湿化痰。

法半夏9克，云茯苓9克，化橘红9克，炙甘草6克，焦荷叶9克。水煎服10剂，以观后效。

服5剂后，咬牙声即减少，10剂服完，同屋之人，已不复闻其齿牙相击声了。嘱再服数剂，以巩固疗效。

祖国医学很强调痰之为病，故有“痰生百病”、“怪病生于一痰”之说。本例患者之痰系在中焦上影响到齿牙，据脉象及表征是有所体现的，故投二陈，效验颇迅捷。

《局方》二陈汤之半夏、陈皮，取其陈久则无过燥之弊，故名二陈。方中半夏功能燥湿化痰，和胃止呕，消痞散结。气机不畅则痰聚，痰聚则气机更为阻滞，故用橘红理气化痰，使气顺则痰降，痰由湿生，无湿则无痰，故以茯苓健脾利湿。益以甘草和脾补中，使中州健运则湿易化，痰自易消。更加用焦荷叶，取其有助脾去湿之功，能削减肥胖，是宗丹溪的药法。综合本方，具有燥湿化痰，理胃和中之效。

妇宝胜金丹治不育症

1940 年曾治唐山李某，37 岁，婚后生一女孩，后 13 年再未受孕，经期趱前，量多而有白带，脉有濡象，投妇宝胜金丹，嘱早晚各服 9 克，2 月后经事如期，白带减少，未及一年，即生一子。

1943 年治一徐某，成人，婚后 10 年未孕，体瘦，乳房发育如男性，经期趱前，先投四物汤加味数剂，后投妇宝胜金丹一料，服药 3 个月，乳房膨隆如常人，翌年 9 月生一女婴，后又更生数胎。

1941 年治一阎某，年 30 余，婚后 10 年未孕，一年前因患子宫内膜炎，经北京某医院手术治疗，手术后经事不行，而每隔两个月左右即吐衄一次，同时遍身起血泡，溃烂流血水，近 3 个月来鼻衄更甚，并觉阴道内干涩，逐日加重，多医不效。经投当归芍药散合桂枝茯苓丸加大黄、红花，日服 1 帖，同时针三阴交、合谷、关元、子宫等穴，药尽五六剂，阴道即感湿润，血泡未再发，原方继服 20 余剂，月事重潮，诸症消失，又服月余，经停有妊，足月生一男婴。

附：1936 年于山东菏泽县医院治裴某，年 20 余，其妻不育，检查精液，发现精子不活跃，诊得两尺脉俱弱，无其他病象，投金匮肾气丸，坚嘱久服，半年后其妻有妊，先后共生 3 胎。

附：妇宝胜金丹方

香附 1000 克　熟地 270 克　白薇 240 克　人参　当归

赤白芍　川芎　白芷　茯苓　桂心　牛膝　丹皮　藁本各90克　赤白石脂　乳香　没药各60克　粉草45克　血珀朱砂（飞）各30克

先将赤白石脂醋浸3日炭火上煅7次，再淬，醋干为度，研细末，统将各药用黄酒浸，春五、夏三、秋七、冬十二日，晒干共为细末，炼蜜为丸，存备用。

前人论求子之法，女莫重于调经，男莫重于养精。以此数例证之，其论可信。然而调经、养精，关键不在于药物，如能有革命乐观主义精神，不因私利而患得患失，饮食起居有规律和性生活有节制，即可经自调，精自充。

大灸疗法治疗虚弱证

“大灸疗法”于一般针灸书中未见述及，是高怀医师的家传秘法。高医师为河北省丰润县人。精针灸术，能起大症，1950年在唐山时向其学习，其时年已83岁。现将本疗法介绍如下。

1. 操作人员：医师1人，助手1~2人。

2. 操作用具：床1张，三棱针1支，毫针2支（2寸），大方盘2~3个，大镊子2~3个，小刀1~2把，捣药缸1个，草版纸1条（长20.5寸，宽1寸），蜡签子2~3个（插蜡用）。

3. 操作用品：艾绒250克，咸萝卜（即腌好的红大萝卜，如无，绿萝卜亦可）2000~2500克，紫皮大蒜500~750克，蜡烛1支，酒精少许，脱脂棉少许，火柴1盒。

4. 操作前准备：将咸萝卜切成2分厚1寸方块

（病人中指同身寸），将紫皮大蒜捣烂如泥，平摊萝卜片上，中间用手指按一凹，（深度使萝卜片呈露），蒜泥即形成一圆圈，中间放置艾绒，艾绒如食指。

5. 临床操作：先灸患者背部。

①让患者伏卧好，将草版纸长条由大椎穴起往下至长强穴止，顺脊椎铺好。因脊柱骨这条线不灸。

②将做好之咸萝卜蒜片先放在两边大杼穴处各1个，以后则沿着草版纸条由大杼穴往下顺着排列到秩边穴。其间所排之片多少无定数，以排满为止。

③在第1排的外侧，沿着排第2行，起点在大杼、风门2穴之间，（即在第1排第1、2块咸萝卜蒜片之间的外侧）往下排，排到秩边穴外上部（比第1排少1块）。

④将蜡烛用火柴点着，插在烛签上（粘在他处亦可）便可开始灸。

灸时要注意以下几点：

①用镊子夹住做好的艾球，在烛火上点着，放在咸萝卜片蒜凹中逐个放好，放齐。

②注意不要使灸火熄灭，要随时接上艾球，防止火力中断。

③若患者感觉灼痛，则可将萝卜片抬起一点，或将艾火减弱一些。注意防止烧伤及大灸疮的发生。

④在灸部皮肤稍现深红色时即停止灸治，壮数多少要看患者的皮肤忍受性来决定。一般每个灸点灸3～5壮。

以上做完后，休息片刻，再灸腹部。

①先在膻中穴部位上放一片咸萝卜蒜片，以此为中心点，在这点的上下左右周围放上8块，即形成一个9

片的大方形。

②在鸠尾穴、神阙穴各放上一块不着蒜的咸萝卜片，该片的大小宽度仍如前，上下长度则要短3分（即宽3.3厘米，长2.1厘米），此点不灸，两穴之间放咸萝卜蒜片6片。

③在神阙穴以下至曲骨穴这一段放5片，若是妇女则石门穴不灸，放一块不着蒜的咸萝卜片（宽3.3厘米，长3.3厘米）。

④腹部沿正中行的（即正中行巨阙穴与下脘穴之间为起点）两侧，向下1行，每行放7片。

⑤沿第2行两侧（低半片与下脘穴平）各再排1行放6片。

以上步骤做好后，便可开始灸治。操作注意同上。灸完后，必须用三棱针于十宣放血，并针三阴交（双）深3.3厘米，泻法，不留针，借以泻大热之气。（按此灸法，只要手续完备，并无副作用。）

6. 适应症：久病体弱，虚寒痼疾，慢性肠胃衰弱，中阳不振，肾元不充及一切虚寒衰弱久病不能起床者。

7. 禁忌症：急症、新症、热证、实证，及神经过度敏感者。

8. 治验举例：

例一 孙某，女性，46岁，素患肺结核与神经衰弱，已有十余年，身体极衰弱，近在唐山市人民医院诊断为胃下垂，外观肢体削瘦，面色苍白，声微无力，不能操持家务，终日卧床。每日只吃半磅牛乳，大便无力排出，每10日左右必须服泻药一次，心悸、眠少、易出汗，脉极沉弱。

共做两次大灸，第一次灸后，腹泻秽物很多，大便日5～6行，腹并不痛，以后则每2日大便1次。灸后第2日即能吃稀粥，以后每日能添吃1个馒头，渐加至2～3个。以前若在室外勉强去一次则要伤风发热，灸后则在室外活动无碍，并逐渐能照顾家务。7个月后又作第2次大灸。灸后并未见大便次数增多的现象，亦未产生其他副作用，身体逐渐趋于健康。

例二 王某，男性，38岁，农民，发病数载，身体瘦弱，面色苍白，精神衰颓，食欲不振，腹胀肠鸣，日下白色溏便5～6次，畏冷，脉细弱无力。于1955年秋施以大灸2次。第1次灸后自觉胸腹腰背部温暖，全身颇感舒适，精神亦觉畅快，大便次数略减，食欲渐旺，因病情大有改善，两星期后，患者又要求灸第2次。灸后腹胀肠鸣全部消失，频频思食，大便渐稠，日2～3次，有时1次，病已去大半，即参加劳动。据说回家后不久即完全痊愈。

结　　语

1. 灸法能起虚弱久病，沉寒痼疾，在寻常灸法力不能举的疾病时，有待于此种火壮力宏的大灸法来解决。但其适应症尚有待进一步研究证实。

2. “大灸疗法”在临床观察中，还未发现任何副作用，但病例较少，仍需进一步观察，始得出结论。

3. 本文所述操作程序系本师传，为了观察古法的疗效，在用品方面亦未敢擅加更改。

4. 此种大灸方法，灸点较多，倘照顾不利，容易造成烧伤，增加患者痛苦，应特别加以注意。

5. 在灸的程度上，要求接近一致，应注意防止有的部位灸出灸疮，有的部位皮肤还未见红色，以免影响疗效。

6. 灸后必须于十宣刺血，针泻三阴交，不然会影响疗效，产生副作用。

7. 我们曾经治一例神经过度敏感的患者，未效，虽未发生任何不良反应，但应研究进一步提高疗效措施。

8. “大灸疗法”有加以系统研究，扩大临床适应症的实际意义。

57检